医院多维管理工具应用最佳实践

名誉主编　梁廷波
主　　编　王临润　羊红玉　李　盈
副 主 编　王建平　张　一　黄　鑫

ZHEJIANG UNIVERSITY PRESS
浙江大学出版社
·杭州·

图书在版编目(CIP)数据

医院多维管理工具应用最佳实践 / 王临润,羊红玉,李盈主编. — 杭州: 浙江大学出版社,2022.7(2024.12 重印)

ISBN 978-7-308-22777-3

Ⅰ. ①医… Ⅱ. ①王… ②羊… ③李… Ⅲ. ①医药卫生管理—质量管理 Ⅳ. ①R194

中国版本图书馆 CIP 数据核字(2022)第 110458 号

医院多维管理工具应用最佳实践

王临润　羊红玉　李　盈　主编

责任编辑　张　鸽(zgzup@zju.edu.cn)

责任校对　季　峥

封面设计　周　灵

出版发行　浙江大学出版社

(杭州市天目山路 148 号　邮政编码 310007)

(网址:http://www.zjupress.com)

排　　版　杭州晨特广告有限公司

印　　刷　浙江新华数码印务有限公司

开　　本　710mm×1000mm　1/16

印　　张　14.5

字　　数　284 千

版 印 次　2022 年 7 月第 1 版　2024 年 12 月第 3 次印刷

书　　号　ISBN 978-7-308-22777-3

定　　价　68.00 元

#《医院多维管理工具应用最佳实践》编委会

名誉主编　梁廷波

主　　编　王临润　羊红玉　李　盈

副 主 编　王建平　张　一　黄　鑫

编　　委　（按姓氏笔画排序）

丁美华　王建平　王临润　王海苹　冯小芳
朱玲凤　朱胜春　任丹媛　羊红玉　关疏影
杜晓依　李　盈　汪　洋　沈陶冶　张　一
张幸国　张国兵　陈　飞　陈启明　邵明珍
林　栋　杭汉强　秦　刚　黄　鑫　曹　力
章晓茜　蔡惠芳

内容简介

医疗质量和医疗安全管理是医院管理一个永恒的主题。20 世纪 90 年代，品管圈（QCC）被引入我国医疗系统，因其实用性强且成效显著，迅速在各级医疗机构中广泛开展并逐渐成为主要的质量管理手段之一。然而，随着“健康中国”战略的实施及新医改的不断深化，医疗服务质量管理迎来了更多的新挑战、新要求，当然也迎来了新的发展机遇。多维管理工具就这样应运而生，并在不断地创新、探索及实践中蓬勃发展。本书由我国医疗机构品管活动的先导团队主创，以多维质量管理工具在医疗质量管理中的规范实施为主线展开，结合近年来国内医疗机构多维管理工具应用的优秀案例，系统阐述了品管圈、FOCUS-PDCA、质量功能展开（QFD）、根本原因分析（RCA）、失效模式和效应分析（FMEA）、六西格玛、5S、医院灾害脆弱性分析、精益管理、平衡计分卡、流程重组等多维管理工具在医疗机构质量管理中的融合应用，并进一步解析了高质量品管案例设计要素，为新形势下医疗领域有效开展多维质量管理活动提供思路借鉴和路径指引。

序 言

随着"健康中国"战略的实施和推进，医疗服务正逐步驶入高质量发展的快车道，也给医疗界带来了一系列新的挑战。一方面，医疗机构的改革和发展肩负着"健康中国梦"所赋予的政策责任与社会责任；另一方面，其还肩负着提升医疗技术和医疗事业持续发展的学科责任与行业责任。民众对健康的重视、大众对医疗服务的期盼，以及医疗政策的改变、市场环境的变化等，都要求我们进一步审慎思考，努力探究各种行之有效的，有助于医疗品牌塑造、医院形象提升、医院运营改善的方法和思路。

当前，医疗服务体系在三个方面正发生重要的变化，即风险管理（risk management）、质量管理（quality management）和患者安全（patient safety）。其中，医疗质量管理已经成为我们最重要、最核心的工作之一。如何提高医疗质量及对患者安全的管理能力并提升每个工作单元的实施成效，解决群众"急难愁盼"突出问题，是我们一直在思考和探索的课题。

我院历来高度重视医疗质量管理工作，始终坚信每个工作单元质量的提升都将为医疗质量的持续提升做出贡献。2021 年，我院获批全国公立医院高质量发展试点单位和首批"辅导类"国家医学中心创新单位，这不仅是对我们工作的肯定，更是新的发展机遇，要求我们站在更高的起点，在变局中育新机，抢占全球生命健康发展高地。这其中也离不开医疗质量管理工作的迭代升级，即以质量安全为根本，以管理工具为抓手，不断改善患者体验，推动新一代管理技术与医疗服务深度融合，实现临床服务与管理运营的交互式提升。作为一名医院管理者和医务工作者，我有幸一起参与并见证了浙江省乃至我国医院质量管理十数载的蜕变。自 2008 年浙江省医院药事管理质控中心将品管引入医院管理以来，品管从药学、护理单元延伸至临床、后勤、检验等方方面面，从最初的问题解决型 QCC，到课题达成型 QCC，再发展到如今多维管理工具的融合。"海纳百川，有容乃大。”我们不仅要把品管圈做精做细，而且要把多维管理工具应用到日常医疗质量管理中，以科学地制定医院的发展战略和解决运营中的日常管理问题。近年来，国家及省内医改相关政策频出，在改善医疗行动服务计划、卫生服务领域深化“最多跑一次”改革行动方案、全面推进县域医共体建设等关键任务中均有多项工作与医疗质量管理密切相关，这些都是新的信号。2019年，第四轮等级医院评审全面推开，很多医疗机构已经、正在或者即将接受等级医院评审，其中质量管理工具应用的规范性和科学性备受关注。除此之外，2021年国家卫生健康委首次发布《国家医疗质量安全改进目标》，受到了全行业的高度关注，各方围绕相关目标积极开展和落实工作，其2022年第二版业已发布。这些新的任务预示着新的起点，也是我们将多维管理工具这一“质管利器”进一步融贯于医疗高质量发展的工作契机。在这里，我很欣喜地看到，浙江大学医学院附属第一医院团队这些年来已陆续开展了一些前瞻性的探索，且在全国同行的支持下，发起并成功举办了四届泛长三角医院多维管理工具应用大赛，以赛促建，积累了很多素材和经验；同时，在此基础上加以思考和布局，成立专业辅导团队，对部分优秀案例进行系统指导，并进一步将理论知识和实践经验汇聚成《医院多维管理工具应用最佳实践》一书。该书对多维质量管理的工作理念、方法及标杆示范项目的实践经验进行交流、分享和传播，期待能为同行们提供启示与借鉴。

最后，很高兴能为该书作序。我衷心希望我们能与各位同道一起努力，在变革中不断寻找新的发展机遇及业务增长点，进一步明确新形势下医疗管理者和医务工作者应该做什么、能做什么、要怎么做，并在此过程中充分运用医院多维质量管理工具，使其像品管圈一样在祖国各地蓬勃发展，从星星之火到燎原之势，促使医疗机构实现患者满意和医疗服务创新，实现医疗产业提能增效，共同为“健康中国”助力。

浙江大学医学院附属第一医院党委书记

2022年6月

前 言

近年来，质量管理工具在医疗领域得到了大力推广，并不断获得成功实践。2017 年 12 月 29 日，国家卫生计生委、国家中医药局发布的《进一步改善医疗服务行动计划（2018—2020 年）》明确提出，全国卫生健康系统要把医疗卫生质量安全放在更加突出的位置，各地要创新医疗服务模式，充分运用新理念、新技术，促进医疗服务高质量发展，保障医疗安全。随着医疗机构对运营管理的要求越来越精细化，多维质量管理工具的发展在为医院管理者及医疗从业人员提供更多选择的同时，也造成了选择性困扰。有效利用质量管理工具这一“利器”，根据不同的情况合理地选择并规范使用，已逐渐成为医院质量管理项目实施成效的关键。当然，这也是衡量医院各工作单元质量改进项目开展水平的重要因素之一。本书旨在总结国内外多维质量管理工具方法学理论及其在医疗领域应用实践的基础上，辅以近年来权威品管赛事的获奖案例剖析，系统展现多维管理工具在医疗领域品管项目应用中的实施路径，为高质量发展背景下医疗系统探索开展多元化品管活动提供方法学指导和工作借鉴，并进一步发掘医疗质量管理工作的科学价值、学术内涵，助推转化效能的提升。

本书由医药卫生管理专家、质量管理方法学家、医疗机构基层管理人员及一线医务工作人员共同编写而成。其主要内容包括品管圈（QCC）、FOCUS-PDCA、质量功能展开（QFD）、根本原因分析（RCA）、失效模式和效应分析（FMEA）、六西格玛、5S、医院灾害脆弱性分析、精益管理、平衡计分卡、流程重组等多维管理工具的方法学介绍及案例解析，高质量品管案例设计要素，并附有防患未然型 QCC 案例、案例竞赛/展示平台介绍等。本书可引导相关从业人员进行主动思考与积极探究，且兼顾理论学习、实践操作及研究转化的多方位需求，可作为医疗系统质量管理工作者，尤其是医疗改进项目设计者创新工作思路、规范实施路径、锻造高品质成果的案头参考用书。此外，本书也可为计划或正在应用多维管理工具开展创新性品管活动的推动组织者、负责人、实施人员等医院品质管理实践者提供工作指引。

医院质量管理是一项非常长远及持续的活动，若缺少规范及循序渐进的方法的支撑，则常会导致活动失败，影响项目开展成效及参与人员的积极性。自2008年至今，浙江大学医学院附属第一医院（简称浙大一院）品管工作团队以品管圈活动开展为起点，历时十余年，从问题解决型品管圈到课题达成型品管圈，从单一工具的应用到多维管理工具的实施推广，循序渐进，思变求新，砥砺奋进，不断拓展新理论新方法，开创新思路、新领域，已先后主持编写了《医院品管圈活动实战与技巧》《医院品管圈辅导手册》《医院品管圈圈长手册》《医院品管圈进阶手册》《课题达成型品管圈指导手册》《质量管理小组创新活动指导手册》等一系列指导用书。本次浙大一院品管工作团队基于当前医疗机构高质量发展背景下多维管理工具应用的新需求，历时4年，收集部分具有代表性的获奖案例，组织专家编写了《医院多维管理工具应用最佳实践》一书，致力于推动多维管理工具在医疗领域的应用、推广及转化，提升医疗质量管理在"健康中国"战略实施中的服务效能。在本书即将出版之际，我们要感谢浙江省中医院、温州医科大学附属第一医院、浙江省人民医院、嘉兴市第一医院、嘉兴市第二医院、浙江省台州医院、嘉善县第一人民医院、杭州市余杭区第三人民医院、北仑区人民医院（浙大一院北仑分院）等兄弟医院及浙江上药新欣医药有限公司的诸多专家在本书撰写过程中的辛勤付出和集体智慧。

另外，在本书编写审稿过程中，我们得到了亚洲质量功能展开协会、浙江省质量协会、浙江省卫健委医疗质量控制与评价办公室、浙江省医院药事管理质控中心、浙江长三角健康科技研究院、各编委所在医疗机构及浙江大学出版社的鼎力支持，本书吸纳了众多质量管理专家的宝贵意见，并引用了一系列权威文献资料，在此一并致以诚挚谢意。

限于编者水平，书中难免存在不足或疏漏之处，欢迎广大读者批评指正并及时反馈，以便再版时补充修订，更臻完善。

2022年6月于杭州

目录 Contents

第一章 总　则

一、研究背景与意义

医疗质量与医疗服务直接关系到民众健康和患者就医体验。持续质量改进、保障医疗安全是卫生事业改革与发展的重要内容和基础。党的十九届五中全会通过《中共中央关于制定国民经济和社会发展第十四个五年规划和二〇三五年远景目标的建议》，明确了"全面推进健康中国建设"战略，卫生健康领域将进一步推进理论创新、制度创新、管理创新、技术创新，增强卫生健康治理体系整体效能的决策部署。经过多年的发展和推进，我国已建立了初步的医疗质量管理体系，医疗质量和医疗安全水平逐年提升。《国家卫生健康委关于印发三级医院评审标准(2020年版)的通知》(国卫医发〔2020〕26号)也进一步完善了医疗质量管理的长效工作机制。从2018年国家三级公立医院绩效考核的宏观数据来看(见表1-1)，医疗质量、运营效率、持续发展及满意度评价指标均有待进一步提升，提示我国医疗质量管理体系建设有待进一步完善。2018年，国家卫生计生委和国家中医药局制定了《进一步改善医疗服务行动计划(2018—2020年)》，要求在总结2015—2017年改善医疗服务行动计划经验成效的基础上，进一步巩固改善医疗服务的有效举措，将其固化为医院工作制度，应用新理念、新技术，创新医疗服务模式。鉴于医院临床环境的复杂性和多样性，医疗自身服务对象与流程的特殊性，目前尚缺乏适合我国医疗体制的特殊环境下的运行模式和适宜技术。因此，通过有效整合医疗质量改进的管理工具，建立多元化管理机制，提升医疗质量管理的科学化、精细化水平和同质化程度，具有重要意义。

表 1-1　2018 年国家三级公立医院绩效考核数据(节选)

一级指标	二级指标	三级指标	评价使用数据项	单位	全国中位数	满分值(临界值)	数据来源
医疗质量	功能定位	出院患者手术占比	出院患者手术占比	%	24.52	≥45	病案首页
		出院患者微创手术占比	出院患者微创手术占比	%	15.25	≥25	病案首页
		出院患者四级手术比例	出院患者四级手术比例	%	11.84	≥40	病案首页
	质量安全	通过国家室间质量评价的临床检验项目数	室间质评项目参加率	%	74.73	100	国家卫健委临床检验中心
	服务流程	电子病历应用功能水平分级	电子病历应用功能水平分级	级	3.00	8	国家卫健委医院管理研究所
运营效率	收支结构	万元收入能耗支出	万元收入能耗支出	吨标煤/万元	117.06	≤109.32	财务年报表、医院填报
持续发展	人才培养	住院医师首次参加医师资格考试通过率	医院住院医师首次参加医师资格考试通过率	%	72.07	100	国家医学考试中心
满意度评价	患者满意度	门诊患者满意度	门诊患者满意度	分	83.81	≥90	国家卫健委满意度调查平台
	医务人员满意度	医务人员满意度	医务人员满意度	分	75.58	≥85	国家卫健委满意度调查平台

二、国内外研究情况

中国拥有全球规模最大的医疗服务体系。医疗质量管理是医疗服务水平提升的关键要素。

1. 基于品管圈的医疗质量改进与实践

品管圈(quality control circle,QCC)活动不同于现行的质量控制小组活动,它是采取发动员工自愿主动组合的方法来开展质量促进活动的一种质量管理活动。医疗领域品质管理的直接目标是增强医务人员发现和解决医疗问题的意识,提高医务人员的工作士气,改善医疗工作环境;其间接目标是提升医疗质量,降低医疗运行成本,提高医疗服务效率等。自 2000 年以来,品管圈被广泛应用于医疗机构的护理技术与管理、药事管理、手术室及后勤管理等相关管理部门，均收到显著效果，促进了相应部门质量和效率的提高。2010年，浙江省率先在全国将QCC作为一种质量管理工具纳入医院评价和质量管理规范中，使QCC成为医院管理的一个硬性考核指标，奠定了QCC作为医疗质量持续改进的基础工具的地位。2016年11月1日，国家卫生和计划生育委员会发布了《医疗质量管理办法》，明确了医疗质量管理工具是指为实现医疗质量管理目标和持续改进所采取的措施、方法和手段，如全面质量管理（total quality management，TQM）、质量环（plan-do-check-action cycle，PDCA循环）、品管圈（QCC）、疾病诊断相关组（diagnosis related group，DRG）绩效评价、单病种管理、临床路径管理等。同时，医院注重质量方法与安全文化的融合，从问题解决型QCC，到课题达成型QCC、QFD-QCC，从QCC到FMEA、5S、RCA、六西格玛、卓越绩效等，将上述多维管理工具和方法加以综合应用，用匠心铸就医院品质文化。

2. 现阶段医疗质量管理模式探索

质量管理体系包括组织确定其目标，以及为获得期望的结果确定其过程和所需资源的活动。质量管理体系给出了在提供产品和服务方面，针对预期和非预期的结果，确定所采取措施的方法。全面质量管理（TQM）是由顾客的需要和期望驱动的一种管理方法。菲根堡姆（Feigenbaum）提出，全面质量管理的体系是全公司、全部门、全职员的管理活动，其目的在于长期获得顾客满意及组织成员和社会的利益。石川（Ishikawa）率先将统计技术和计算机技术应用到质量管理过程中，首创质量管理小组，提出了全公司质量控制（company wide quality control，CWQC）的理念。国际标准化组织（International Organization for Standardization，ISO）在总结全球许多国际先进的质量管理经验的基础上，开发修订了ISO 9000系列标准，为全球范围的各种类型和规模的组织规定了质量管理体系（quality management system，QMS）的术语、原则、原理、要求和指南，以满足各种类型和规模组织对证实其能力、增进顾客满意所需的要求。我国于1992年正式采用ISO 9000系列标准，并作为国家标准。ISO 9000系列标准在医院内的实施需经过三个阶段，即医院质量管理体系的确立、医院质量管理体系文件的编制、医院质量管理体系的实施与运行。美国、新加坡等各大医院陆续引进了ISO 9000系列质量体系，通过导入ISO 9000系列标准和认证，在提高医院管理水平、改进医疗质量方面取得了一定的实效。卓越绩效模式（performance excellence model）是国际上广泛认同的组织综合绩效管理的一种有效方法和工具，由美国“波多里奇国家质量奖”的评奖标准更名而来，其反映了现代经营管理的先进理念，也广泛应用于追求卓越企业的自我评估和质量奖的评审。

在公立医院改革方面,《国务院办公厅关于加强三级公立医院绩效考核工作的意见》(国办发〔2019〕4号)紧紧围绕建立健全分级诊疗制度和现代医院管理制度的目标,坚持维护公益性、调动积极性、提升获得感,明确了绩效考核的4个维度,包括医疗质量、运营效率、持续发展、满意度评价,通过有针对性地设定考核指标、推动医院优化服务流程、改善群众就医体验,提高医疗服务质量。DRG支付方式改革要求公立医院的经营管理要向质量效益型转变,要实行精细化管理,由扩张规模转向深化内涵建设,注重从医院自身条件和行为寻找提升和改进空间。

传统的医疗质量研究往往从组织架构、行业标准、监测指标与评价体系等几个方面着手,但在医疗发展过程中,医疗水平和医疗质量又极为不平衡,缺乏基于临床问题的挖掘而行之有效地改善。另外,一些医院为提高经济效益,在医疗质量管理方面存在一定程度的疏忽,部分管理人员缺乏良好的管理意识,存在管理效率低下及管理能力不足等问题。因此,本书融合多维管理工具及手法,研究医疗机构质量管理工具不同手法的使用策略、范围、规则和应用,建立引导性的应对方式和解决方案,保障医疗质量管理工具功能发挥的时效性及先进性,为医疗质量持续改进过程提供新思路和新途径。

第二章 品管圈(QCC)

第一节 品管工具介绍

一、常用品管工具类别

医疗质量持续改进不仅需要科学的管理理念，而且需要将理念转化为有效的管理工具。管理工具可分为硬体工具和软体工具两类，如管理信息系统(management information system，MIS)、影像存储与传输系统(picture archiving and communication systems，PACS)、无线射频识别系统(radio frequency identification，RFID)等属于硬体工具，而品管圈(QCC)、根因分析(root cause analysis，RCA)、失效模式与效应分析(failure mode and effect analysis，FMEA)、标杆分析方法(benchmarking，BMK)、排列图、因果图、散布图、柏拉图、雷达图、控制图(过程)等则属于软体工具。在不同的质量管理或控制阶段，管理工具会有不同的使用方法和应用价值。而管理工具具有多样性，需要将其转化为有效的多元化管理运行模式，并建立以数据为基础的输出决策信息评估模型，才能更高效地发挥作用。多元化管理运行模式是一种创新型医疗质量持续改进方法，以整合医疗质量改进管理工具为支撑，结合质量管理活动的特性和医疗高质量发展的需求，运用一种或多种管理方式，将计划、组织协调及质量管理要素等进行有效结合，创新推动模式，拓展活动范畴，发展内涵品质，最终提升医疗质量管理的科学化、精细化水平。

在品管活动过程中，人们更多地运用品管旧七大工具和新七大工具来进行分析与管理。品管旧七大工具包括分层法、调查表、排列图、因果图、直方图、控制图和散布图；品管新七大工具包括系统图、关联图、亲和图、矩阵图、矢线图、

PDPC法和矩阵数据分析法。两类工具的适用领域各不相同,品管旧七大工具是将现象数量化,以数值来掌握信息资料;而品管新七大工具是以文字来掌握相关信息资料,而不是将现象数量化。两者在使用手法上是相辅相成的。面对问题,适时导入品管工具,可以发挥力量,找到解决问题之道。QC小组活动程序常用方法详见表2-1。

表2-1 QC小组活动程序常用方法一览表

序号	工具、方法、程序	旧七大工具							新七大工具							其他方法					
		分层法	调查表	排列图	因果图	直方图	控制图	散布图	系统图	关联图	亲和图	矩阵图	矢线图	PDPC法	矩阵数据分析法	简易图表	正交试验设计法	优选法	水平对比法	头脑风暴法	流程图
1	选择课题	●	●	●			○	○			○	○				●			○	●	○
2	现状调查	●	●	●		○	○	○							○	●			○		○
3	设定目标		○													●			●		
4	原因分析				●				●	●		○			○					●	
5	确定主要原因		○			○		○								●					
6	制定对策	○				○			○			○	○	●		○	○	○		●	○
7	对策实施																				
8	效果检查		○	○		○	○									●			○		
9	制定巩固措施		○				○									●					○
10	总结和下一步打算	○	○													●			○	○	

注1:●表示特别有效;○表示有效。

注2:简易图表包括折线图、柱状图、饼分图、甘特图、雷达图。

二、常见的QC小组活动方式

当前常见的QC小组活动方式有问题解决型QCC、课题达成型QCC、防患未然型QC活动、质量功能展开(quality function deployment,QFD)创新型QCC。

(一)问题解决型QCC

一般情况下所进行的主题改善大多数属于问题解决型QCC,是对已有的业务做持续性改善而进行的步骤。自医疗机构开展品管圈以来,大部分的活动主题针对工作现场中产生的不良问题。这些问题或与现行标准相比有差距,或与患者的期望值有出入,主要表现为效力低下、质量不达标、满意度不高等。通过现状分析,探讨问题改善的重点,寻找要因、真因,拟定对策,改善现状,以达到规定的标准或要求。问题解决型 QCC 的活动程序如图 2-1 所示。

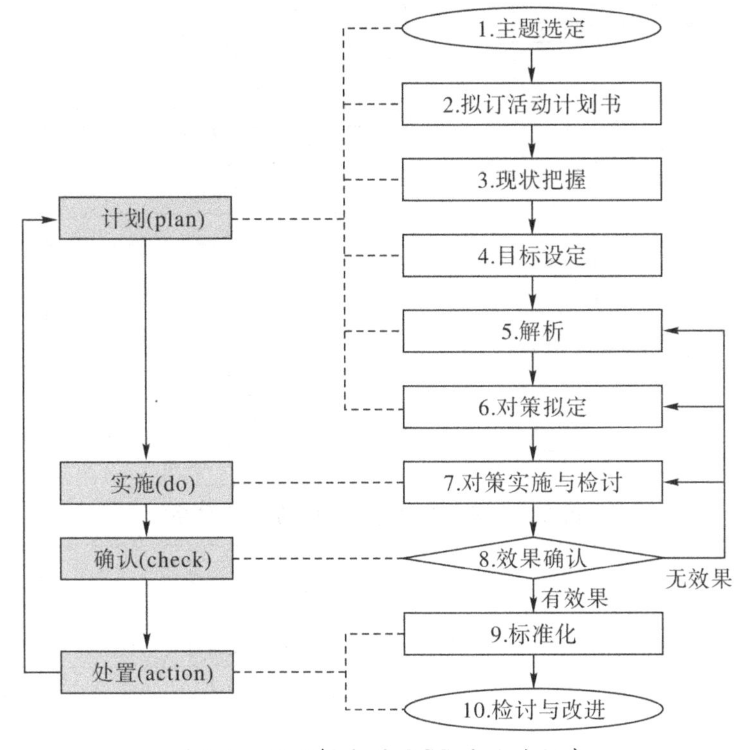

图 2-1　问题解决型 QCC 的活动程序

(二)课题达成型 QCC

课题达成型 QCC 的主题大致可以归纳为三大类:开拓新业务或新服务,突破现状,以及创造魅力品质。课题达成型 QCC 是在问题解决并达到标准的基础上,为追求更高品质或拓展新业务而创造的以达成新目标为导向的新模式。其核心是制定目标方案、执行目标方案、检查目标方案。课题达成型 QCC 的活动程序如图 2-2 所示。

根据中国质量协会团体标准(T/CAQ 10201—2020)《质量管理小组活动准则》推出的“创新型 QC 活动”工作模式,其活动程序主要由以下步骤组成(如图 2-3 所示):选择课题,设定目标及目标可行性论证,提出方案并确定最佳方案,制定对策,对策实施,效果检查,标准化,总结和下一步打算。

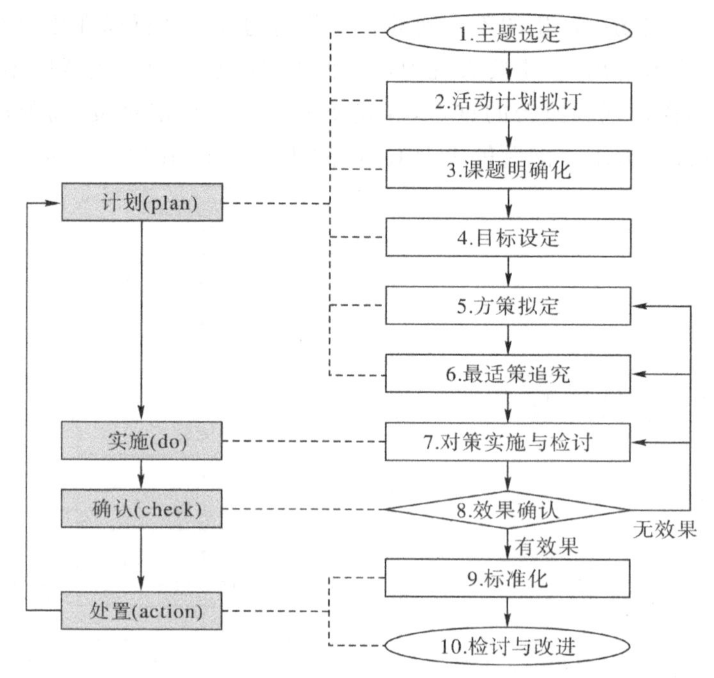

图 2-2 课题达成型 QCC 的活动程序

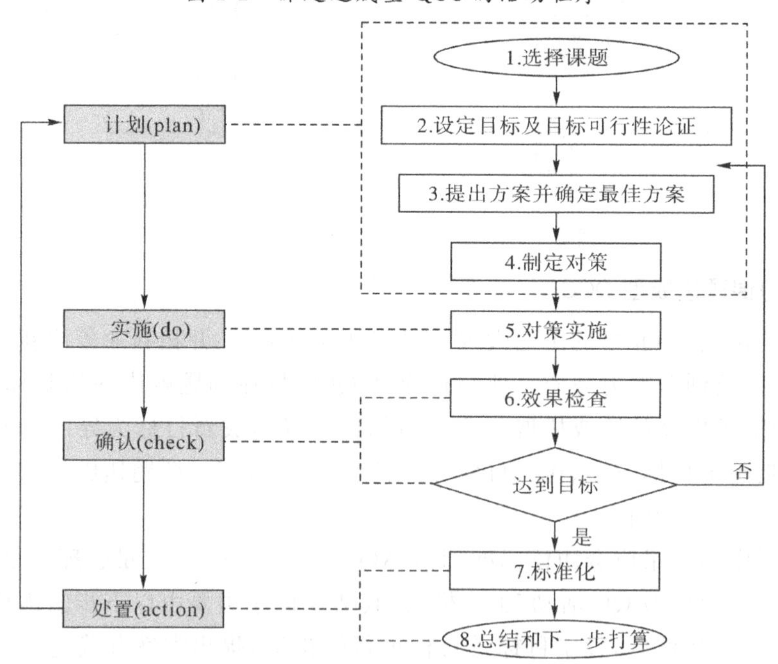

图 2-3 创新型 QC 活动的活动程序

(三)防患未然型 QC 活动

防患未然型(prevent trouble before it happens project)QC 活动指的是 QC 小组针对系统、设计、过程、服务等的潜在风险,开展改进或创新所选择的活动。防患未然型 QC 活动程序如图 2-4 所示。

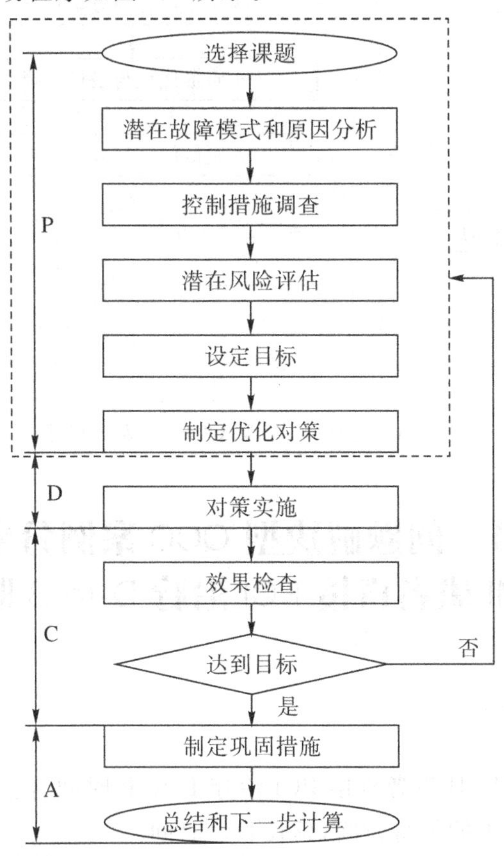

图 2-4　防患未然型 QC 活动的活动程序

(四)QFD 创新型 QCC

QFD 创新型 QCC 是针对患者(顾客)及相关方的需求,运用 QFD 并集成多维质量工具,创新地设计服务或产品,打造具有高品质、竞争力、面向患者(顾客)及相关方价值实现的一种系统化的创新模式。课题达成型 QCC 的课题明确化与 QFD 创新型 QCC 的质量规划在思路和路径上具有相似性,但实现方法有所不同。QFD 创新型 QCC 的活动程序如图 2-5 所示。

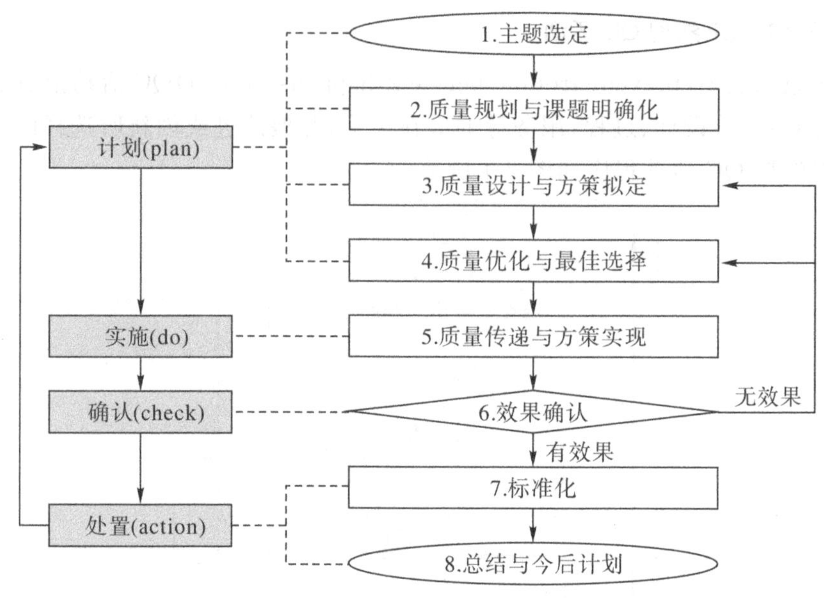

图 2-5　QFD 创新型 QCC 的活动程序

第二节　问题解决型 QCC 案例分享——提高 STEMI 患者直接 PCI 治疗 D-to-B 时间合格率

一、案例导读

目的：提高 STEMI 患者直接 PCI 治疗 D-to-B 时间合格率，缩短急性心肌梗死患者就诊过程中的等待时间，延长救治时间。

方法：针对 5 位行急诊 PCI 治疗的 STEMI 患者，分别从患者端和工作人员端进行现场全程跟踪并记录，将每个步骤分为浪费和有价值两种类型进行分析。再全程追踪 9 位患者，访谈共计 48 人次，利用鱼骨图，选定要因，分析真因，经过头脑风暴、文献查证，利用系统图进行对策实施。

结果：改善后共查检 42 份 STEMI 患者就诊时间记录表，共包含 294 个环节，其中合格环节数为 256 个，合格率为 87.1%，目标达成率为 90%，有明显改善。

结论：问题解决型 QCC 可以针对现存问题进行精准分析并予以有效解决，且品管工具运用多样，措施可行性强，对全面提升医院质量管理水平有很大帮助。

二、案例介绍

(一)主题选定

1.主题定义

(1)相关名词解释

STEMI:ST段抬高型心肌梗死(ST segment elevation myocardial infarction)。

PCI:即经皮冠状动脉介入治疗,是用经心导管技术疏通狭窄甚至闭塞的冠状动脉管腔,从而改善心肌血流灌注的治疗方法。

D-to-B时间:即Door-to-Balloon时间,指从患者进入医院大门到球囊扩张的时间(≤90分钟)。

D-to-B时间合格率:根据STEMI患者救治流程将D-to-B时间划分为7个环节,根据中国胸痛中心要求制定各个环节的目标时间,实际使用时间在目标时间内者为合格,反之为不合格。

(2)STEMI患者救治流程各个环节目标时间的定义

★目标时间1(10分钟):患者到达急诊室至完成心电图的时间。

★目标时间2(10分钟):心电图完成至心内科会诊的时间(该期间完成标本采集、检验科接收、确诊)。

目标时间3(5分钟):心内科会诊至服用阿司匹林和氯吡格雷的时间(该期间内谈话决定是否行PCI)。

★目标时间4(5分钟):服药至通知导管室急诊PCI的时间(检验科完成所有检查)。

目标时间5(20分钟):通知导管室至术前准备完成的时间(该期间通知送患者)。

目标时间6(10分钟):术前准备完成至患者到达导管室的时间。

目标时间7(30分钟):患者到达导管室至患者球囊扩张的时间。

(备注:★为核心环节。)

2.衡量指标

STEMI患者直接行PCI治疗的D-to-B时间合格率=

$$\frac{\text{目标时间合格的环节数}}{\text{直接行 PCI 的 STEMI 患者数}\times 7}\times 100\%$$

(备注:每个阶段用时在目标时间内为合格,反之为不合格。)

3.选题理由

《中国心血管病报告2018》指出,心血管病在我国公民总死因中占首位,其中急性心肌梗死患者病死率日趋上升，1小时内恢复灌注的患者病死率为1.6%，而6小时内恢复灌注的患者死亡率上升至6%。以急诊PCI为主的STEMI救治能力是中国胸痛中心认证标准考查的重点。该院2017—2018年的D-to-B时间平均为120.4分钟。

(二)现状把握

1.改善前STEMI患者就诊工作流程

胸痛患者到达急诊科挂号就诊，心电图检查疑似诊断急性STEMI，心内科会诊后确诊STEMI。根据有无急诊PCI指征分诊：有，则行急诊PCI；无，则进入心内科或ICU进一步治疗（见图2-6）。

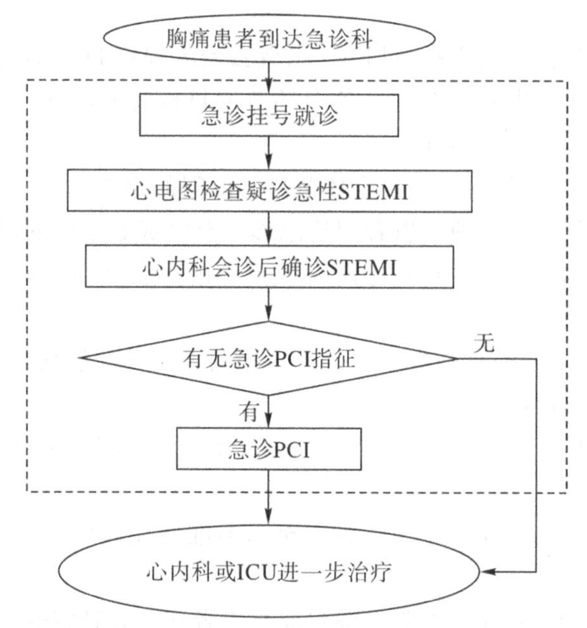

图2-6　改善前STEMI患者就诊工作流程图

2.改善前数据收集及分析

改善前回顾性查检了91份STEMI患者的就诊时间记录表，共包含637个环节。其中，合格环节398个，合格率约为62.50%；不合格环节239个，包括目标时间2不合格环节58个，目标时间4不合格环节50个，目标时间6不合格环节48个，目标时间5不合格环节38个，目标时间3不合格环节26个，目标时间7不合格环节15个，目标时间1不合格环节4个，并计算累计百分比。

3.改善前柏拉图

改善前柏拉图见图2-7。

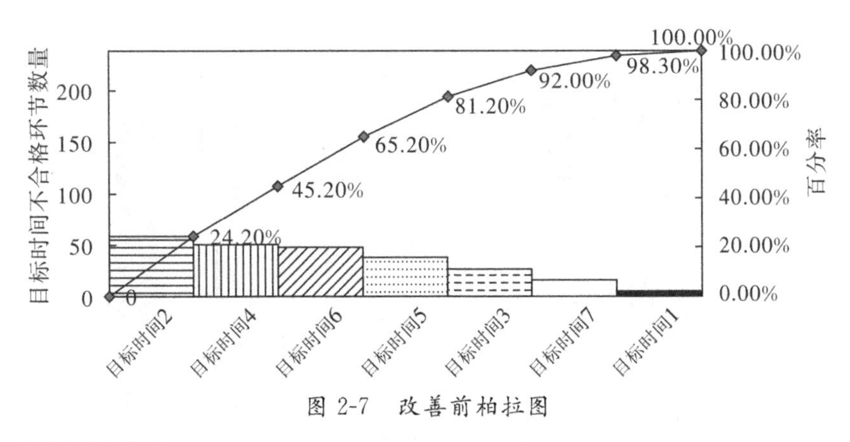

图 2-7 改善前柏拉图

(三)目标设定

根据 D-to-B 目标时间≤90 分钟，将 D-to-B 时间合格率从改善前的 62.50%提高至目标值 89.80%，涨幅 43.68%。

(四)解 析

1.绘制价值流程图

对于行急诊 PCI 治疗的 STEMI 患者，分别从患者端和工作人员端绘制价值流程图(见图 2-8)。对于 5 位行急诊 PCI 治疗的 STEMI 患者，分别从患者端和工作人员端进行现场全程跟踪并记录，针对分流程时间、一次成功率、有效作业时间、实际时间进行分析；并将每个步骤分为浪费和有价值两种类型进行分析，以确保工作流程高效，并减少不必要的环节。计算可得出，无论从患者端还是工作人员端，(P/T)/(L/T)(有价值作业比例)都非常低(分别为 33%和 47%)，因此该作业流程存在非常大的可改进空间，尤其是工作人员端。对价值流程图进行分析发现，STEMI 患者 PCI 流程有效作业时间医务人员为 66 分钟，患者为 78 分钟，但流程实际发现的时间有 166 分钟，存在等待、返工、转运等的时间浪费。

(1)等待时间浪费：①胸痛患者就诊花费时间长，患者到达急诊时没有及时接待。②患者完成检查后等待结果时间长，心电图未及时读取。③患者到达抢救室后，医务人员需进行电话沟通，需等待较长时间。④确诊 STEMI 后，口服“一包药”需等待发药。⑤送患者至心导管室途中，等电梯耗时较长。

(2)返工时间浪费：①分诊规则不统一，导致患者接触不同的医生，候诊时间长。②判读心电图不准确，需重复多次。③导管穿刺失败，导致重复穿刺，浪费时间。

(3)搬运时间浪费：对于急诊送患者到心导管室的时间没有合理规定。

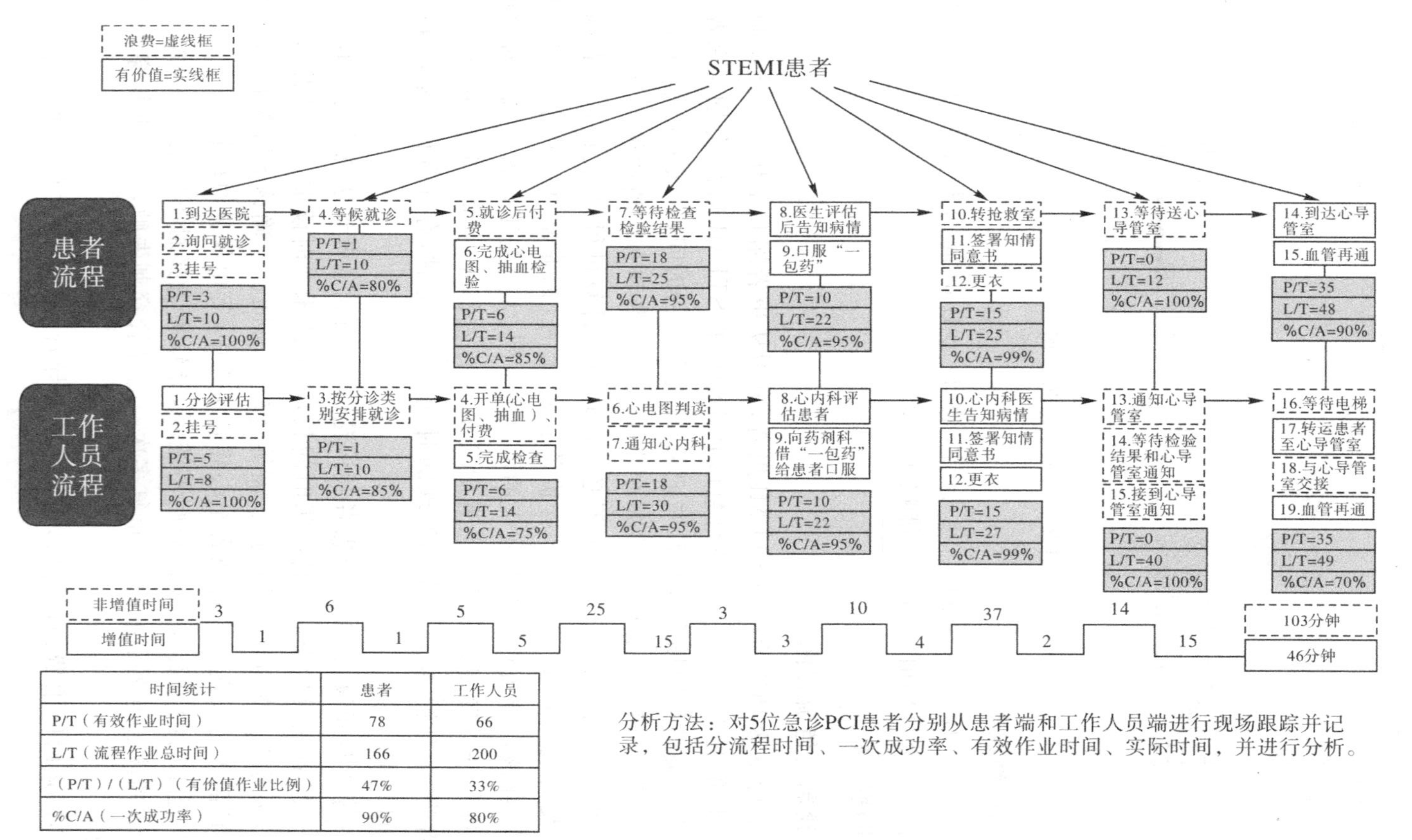

时间统计	患者	工作人员
P/T（有效作业时间）	78	66
L/T（流程作业总时间）	166	200
（P/T）/（L/T）（有价值作业比例）	47%	33%
%C/A（一次成功率）	90%	80%

分析方法：对5位急诊PCI患者分别从患者端和工作人员端进行现场跟踪并记录，包括分流程时间、一次成功率、有效作业时间、实际时间，并进行分析。

图 2-8　STEMI 患者 PCI 治疗各环节现状价值流程图

2. 要因分析

从人员、环境、流程、工具四个方面进行鱼骨图肢解剖析。

(1)目标时间2(心电图完成至心内科会诊时间)不合格的原因分析(见图2-9):在人员方面,主要为会诊流程不完善;在环境方面,主要为无胸痛专用诊间;在流程方面,主要为无胸痛中心、绿通流程不完善;在工具方面,主要为预检系统不完善、无床边快速肌钙蛋白T(troponin T,TnT)检测仪。

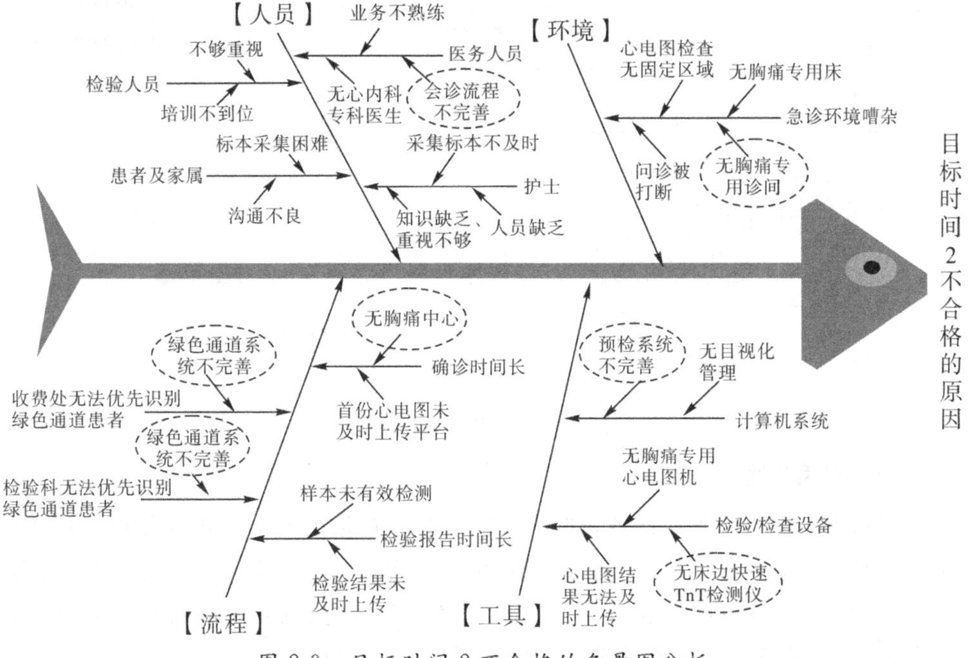

图2-9 目标时间2不合格的鱼骨图分析

(2)目标时间4(服药至通知心导管室急诊PCI的时间)不合格的原因分析:在人员方面,主要为护理宣教落实不到位;在流程方面,主要为绿通系统不完善、无智能化提醒、胸痛就诊流程不完善;在工具方面,主要为无"一包药"统一管理。

(3)目标时间6(术前准备完成至患者到达心导管室的时间)不合格的原因分析:在环境方面,主要为无专用手术间;在工具方面,主要为无专用转运电梯、无目视化明导工具。

(4)目标时间5(通知导管室至术前准备完成的时间)不合格的原因分析:在人员方面,主要为健康教育落实不到位;在环境方面,主要为无心导管室启用流程;在流程方面,主要为PCI治疗流程不完善。

3. 真因验证

绘制真因验证查检表,全程追踪9位患者,访谈预检医护人员、急诊科主管医生、责任护士、心内科医生、心导管室护士共计 48 人次。得出真因:无胸痛中心,胸痛就诊及 PCI 治疗流程不完善,辅助设施不完善,信息化和目视化管理工具不完善,宣教工作落实不到位。真因验证柏拉图见图 2-10。

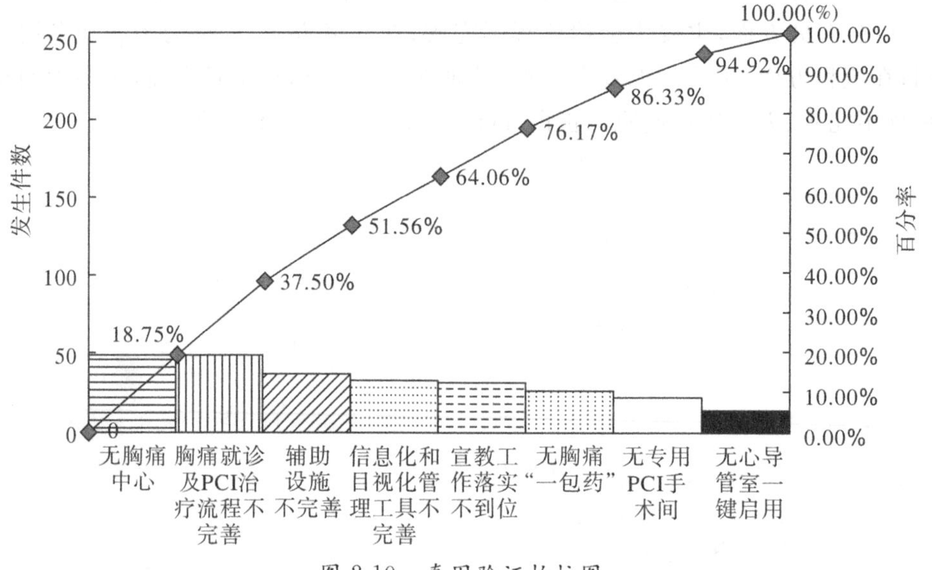

图 2-10 真因验证柏拉图

(五)对策拟定

经过头脑风暴、文献查证,利用系统图进行对策分析,拟定四大对策群组。对策群组一:构建 STEMI 患者标准化诊治模式;对策群组二:多举措实现可及性专项智能化管理;对策群组三:实施全方位、多角度、宽领域的目视化管理;对策群组四:建立全覆盖、多形式、可追溯的培训、宣教路径。

(六)对策实施

1. 对策群组一:构建 STEMI 患者标准化诊治模式

步骤:①在医务部协调下,由急诊科、心内科、心导管室联合成立胸痛中心,认证云平台。②与市急救中心签订胸痛救治合作协议,与基层医院建立网络协作。③优化院内胸痛绿色通道。a. 在预检分诊系统中增加虚拟挂号功能,直接建立患者信息;在"胸痛"评估模块基础上,采用 GRACE 评分标准及 NSTE-ACS 危险分层评估量表,协助预检护士提高高危胸痛识别率。b. 根据国家胸痛中心要求,重新设计"胸痛患者急救时间管理表"。c. 设立胸痛诊间,由胸痛中心医生专科坐诊;设立胸痛留观专用床位。d. 采用最新指南解读+实际演练相结合的形式,完善、优化胸痛分诊流程和院内胸痛就诊流程。④与市急救中心联动,制定院前急救已介入患者的救治流程。

效果：在实施对策群组一后，目标时间 2 合格率从改善前的 36.23%上升至 73.68%，目标时间 4 合格率从改善前的 45.05%上升至73.68%，目标时间 5 合格率从改善前的 58.24%上升至74.68%，目标时间 6 合格率从改善前的 47.25%上升至 63.36%。

2.对策群组二：多举措实现可及性专项智能化管理

步骤：①申购床边 TnT 快速检测仪两台，开展床旁快速 TnT 检测；联合信息中心将 TnT 结果第一时间发送至开单医生手机。②完善心电图机智能化传输功能，将心电图结果直接上传至胸痛中心信息平台，以便第一时间判断心电图结果。③优化时间管理系统，统一安装电波钟；联网设备采用卫星时间同步系统（HY-8000 系列产品）、GPS（全球卫星定位系统）、北斗 IRIG-B（DC）码自动校准；非联网设备根据拨打 12117 报时进行人工校准。④建立智能化随访平台，由专职护士完成 STEMI 出院患者随访。⑤由急诊药房对胸痛“一包药”实施统一管理。

效果：在实施对策群组二后，目标时间 2 合格率从改善前的 36.23%上升至 83.69%，目标时间 4 合格率从改善前的 45.05%上升至86.71%，目标时间 5 合格率从改善前的 58.24%上升至81.65%，目标时间 6 合格率从改善前的 47.25%上升至 72.35%。

3.对策群组三：实施全方位、多角度、宽领域的目视化管理

步骤：①分诊系统自动给予绿色通道患者“绿通标识”，以优先识别患者。②按胸痛中心建设要求，在各区域通道入口制作醒目的标识、标牌，引导胸痛患者至胸痛中心优先就诊。③制作各项诊治流程上墙标识。④设置胸痛专用电梯并做醒目标识。⑤制作胸痛诊疗相关设备的位置标识。

效果：在实施对策群组三后，目标时间 6 合格率从改善前的 47.25%上升至 88.12%。

4.对策群组四：建立全覆盖、多形式、可追溯的培训、宣教路径

步骤：①开展不同形式、不同对象培训，教育辐射至社区、基层医院等。②在门诊、心导管室等候区、急诊等候区设置电子显示屏，投放胸痛宣教知识。③制作、发放胸痛宣教卡片。④设置计算机屏保，宣教相关知识。

效果：确认该对策为有效对策。

（七）效果确认——有形成果

1.改善前后对比

改善后查检了 42 份 STEMI 患者的就诊时间记录表，共包含 294 个环节，其中合格环节256个，合格率为87.1%；不合格环节38个，目标达成率为90.00%。改善前后柏拉图对比见图2-11。

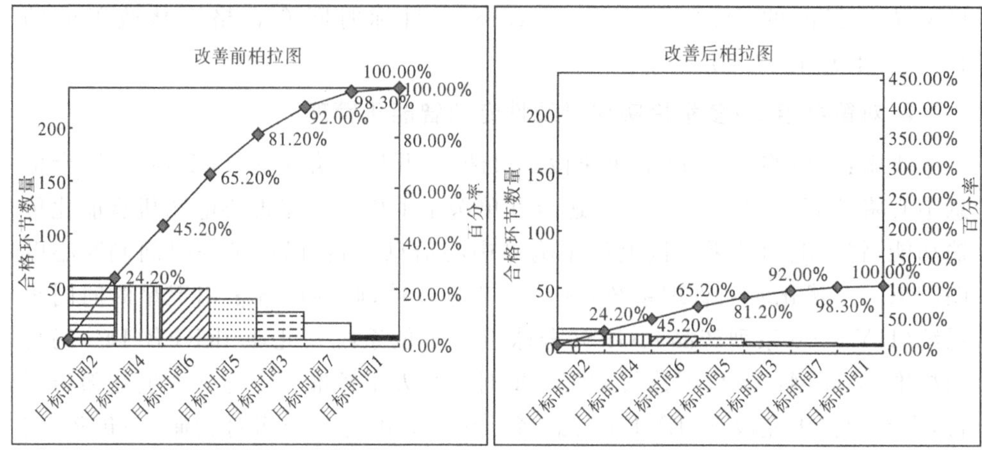

图2-11　改善前后柏拉图对比

2.其他数据比较

①各改善重点达标率(%)比较见图2-12。②月平均D-to-B时间(≤90分钟)比较见图2-13。③心电图确诊时间(★目标时间2)比较见图2-14。④TnT抽血到报告时间(★目标时间4)比较见图2-15。

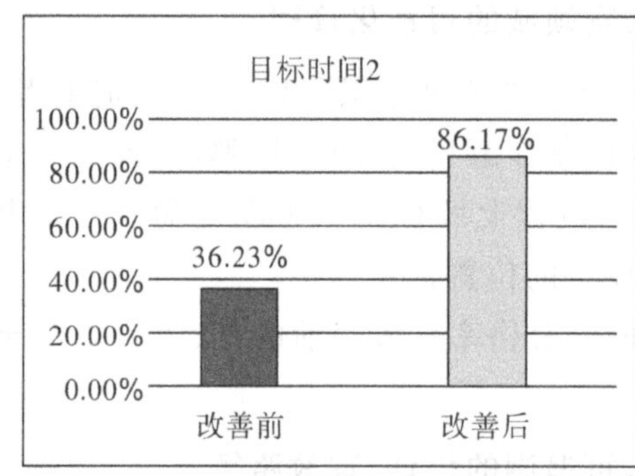

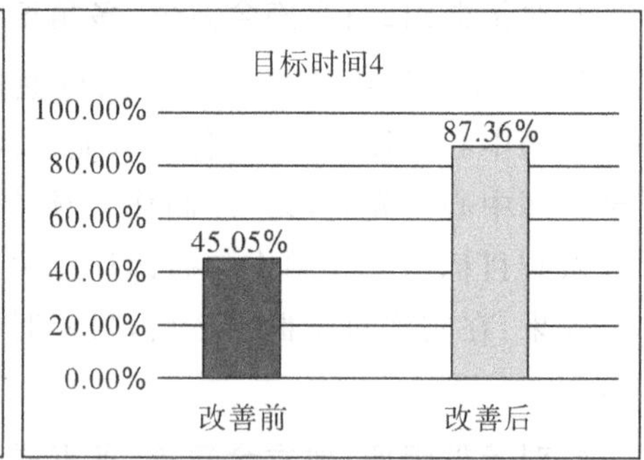

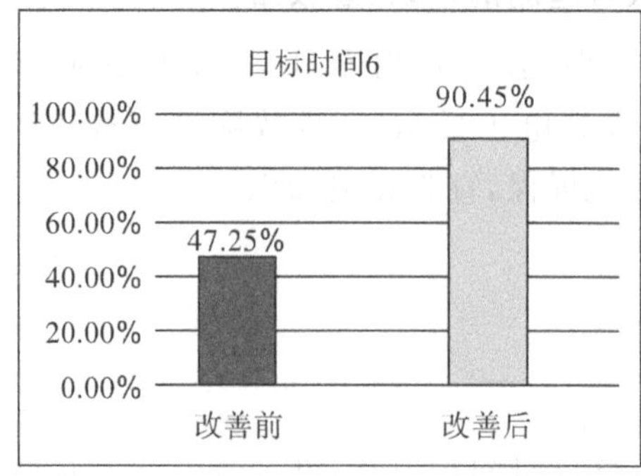

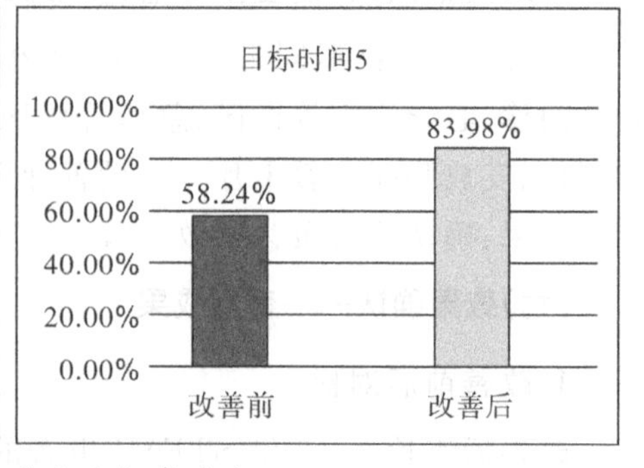

图2-12　各改善重点达标率对比

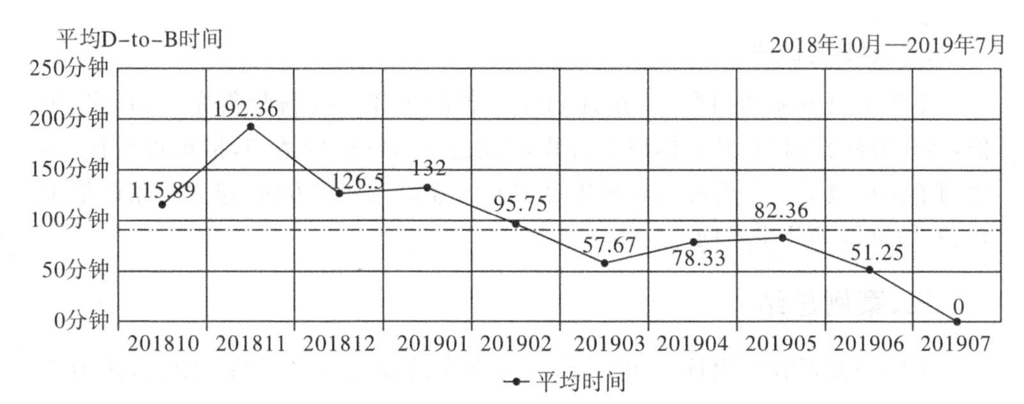

图 2-13 月平均 D-to-B 时间趋势图

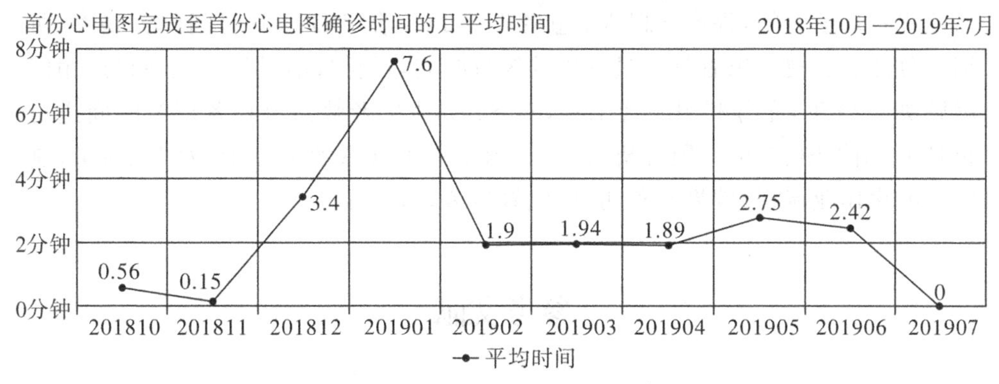

图 2-14 心电图确诊时间趋势图

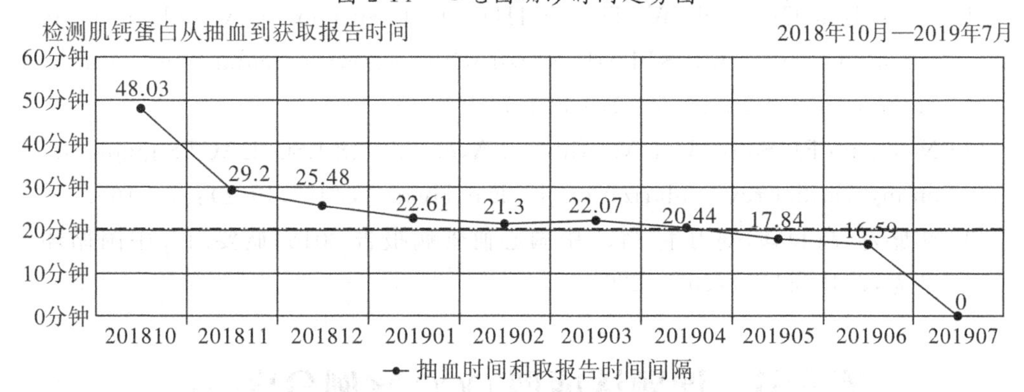

图 2-15 TnT 抽血到报告时间趋势图

(八)项目成效

1. 胸痛中心通过国家专业认证。

2. 获得 2019 泛长三角医院多维管理工具应用大赛一等奖。

3. 基于多感知混合现实技术的智能化实时急救辅助决策支持系统的开发及应用研究，被列入浙江省重点研发计划项目(2018C03G2010930)。

(九)检讨与改进

本次项目由多部门联动,按计划完成各项工作。资料收集完整、真实、可信,能充分暴露问题,且目标设定合理,方法多样,解析较透彻,措施可行性强,达到了预期效果。今后可尝试使用更多元的查检工具和方法,建立专用联络平台、专用急诊 PCI 手术间。

三、案例总结

中国心血管病负担日益加重,已成为重大的公共卫生问题。因此,防治心血管病、降低急性心肌梗死患者的病死率刻不容缓。有效缩短 STEMI 患者救治流程各环节时间,提高 STEMI 患者直接 PCI 治疗 D-to-B 时间的合格率,可缩短急性心肌梗死患者就诊过程中的等待时间,延长救治时间。该项目运用问题解决型 QCC,充分利用品管工具,对 STEMI 患者救治流程各环节时间进行鱼骨图、柏拉图、要因真因分析,针对真因采用 PDCA 循环法有效实施对策,制定标准化作业流程,效果改善明显,成效显著,值得推广。

参考文献

[1] Terkelsen CJ, Vach W, Tilsted HH, et al. System delay and mortality among patients with STEMI treated with primary percutaneous coronary intervention[J]. JAMA, 2010, 304(7): 763－771.

[2] Neumann FJ, Sousa-Uva M, Ahlsson A, et al. 2018 ESC/EACTS guidelines on myocardial revascularization[J]. Eur Heart J, 2019, 40(2): 87－165.

[3] 胡盛寿,高润霖,刘力生,等.《中国心血管病报告 2018》概要[J]. 中国循环杂志, 2019, 34(3): 209－220.

第三节 课题达成型 QCC 案例分享——新生儿早期预警评分信息化闭环管理系统构建与应用

一、案例导读

目的:改良新生儿早期预警评估量表并应用于临床,做到病情变化早发现、早干预、早治疗，提高临床对危重新生儿的救治效果，同时做到同质化、高效率、优质的临床护理。

方法：通过构建新生儿早期预警评分（newborn early warning score，NEWS）信息化闭环管理系统，分析现状水平、发掘攻坚点并实施最佳方案，以完成改良版新生儿早期预警评分（modified newborn early warning score，MNEWS）、嵌入信息化护理平台，实现自动识别异常生命体征并计算分值。

结果：通过加强护士 MNEWS 相关知识培训、新增护理文书平台上的新生儿科护理记录模块、构建信息化 NEWS 系统以及形成 MNEWS 评估—提醒—处置—再评估的闭环管理，以有效改善患儿分析结果，其中评分准确率提高至 99%，评分及时率提高至 100%，不良事件发生率下降至 0，评分耗时降低 82.36%，均达到目标值。

结论：构建 NEWS 信息化闭环管理系统，帮助护理人员有效识别潜在的危险因素和危重症患儿，及时给予临床干预，在提高护理质量、减少不良事件和医疗纠纷发生等方面都发挥了积极作用。

二、案例介绍

(一)主题选定

1.选题背景

新生儿早期预警评分(NEWS)通过评估新生儿主要生理参数并赋值，根据计算分值来快速识别潜在危重症患儿，从而及时给予临床干预。目前，NEWS 记录在国内外以手动方法为主，但手动评分存在耗时长和计算易错等缺陷。同时，相关研究显示，手动 NEWS 的时机一般由管理者设定，不能持续动态地进行评估；而 NEWS 信息化闭环管理系统可动态评估、自动计算新生儿生理参数，评估耗时短，可及时识别需要抢救的新生儿，缩短开始抢救的时间，这明显优于手动 NEWS。本项目组希望通过研发 NEWS 信息化闭环管理系统，自动提取护理平台上的相关生理数据，自动识别异常数据并计算分值，当分值触发预警值时，提醒医务人员进行干预和追踪，形成评估→预警→处置→再评估的预警评分闭环管理，实现病情变化早发现、早干预、早治疗，提高临床救治效果，保障新生儿安全。

2.课题提出

为了更好地将 NEWS 用于临床，尽早识别潜在危重症患儿并及时给予干预，减少不良事件的发生，QC 小组提出了三个方案来推进 NEWS 的实施(见表 2-2)，从课题的方案原理、条件影响力展开分析，通过有效性、可行性、时间性、经济性和自主性五个方面进行加权评估，得分最高的项目为最后的实施方案。通过评分，确定本次活动创新型课题：新生儿早期预警评分信息化闭环管理系统构建与应用。

表 2-2　课题评分表

备选课题		A. 新生儿早期预警评分信息化闭环管理系统构建与应用			B. 新生儿早期预警评分量表的研发			C. 新生儿早期预警评分临床应用研究		
方案原理		改良 NEWS 并嵌入信息化护理平台，自动识别异常生命体征并计算分值，达到预警值时提醒医务人员追踪并予以干预			根据国内外现有的 NEWS，结合新生儿科实际情况，研发 MNEWS，进行信效度检测			采用国内外某一种 NEWS 并应用于临床，床旁手动评估并计分，达到预警值时提醒医务人员追踪并予以干预		
条件影响力		有效性＞可行性＞时间性＞经济性＞自主性								
项目及权重	评分标准（满分 3 分）	评估结果	评估分	加权分	评估结果	评估分	加权分	评估结果	评估分	加权分
有效性（α_1＝0.3）	能准确筛选出高危新生儿（3 分） 能大致筛选出高危新生儿（2 分） 不能筛选（1 分）	能准确筛选出高危新生儿	3	0.9	部分能筛选	3	0.6	能大致筛选出高危新生儿	1	0.3
可行性（α_2＝0.25）	量表信效度良好，临床易于应用（3 分） 量表信效度一般，临床不易应用（1 分）	量表信效度良好，临床易于应用	3	0.75	量表信效度一般，临床不易应用	1	0.25	量表信效度一般，临床不易应用	1	0.25
时间性（α_3＝0.2）	3 个月内能开展（3 分） 3～6 个月内能开展（2 分） 6 个月后能开展（1 分）	3～6 个月	2	0.4	3 个月以内	3	0.6	3 个月以内	2	0.6
经济性（α_4＝0.15）	缩短住院日，降低住院费用（3 分） 缩短住院日，降低部分住院费用（2 分） 不降低住院费用（1 分）	缩短住院日，降低住院费用	3	0.45	缩短住院日，降低部分住院费用	2	0.3	缩短住院日，降低部分住院费用	2	0.3
自主性（α_5＝0.1）	能自行完成（3 分） 需要其他部门协助（2 分） 需要外单位合作（1 分）	需要其他部门协助	2	0.2	能自行完成	3	0.3	能自行完成	3	0.3

续表

项目及权重	评分标准(满分3分)	评估结果	评估分	加权分	评估结果	评估分	加权分	评估结果	评估分	加权分
综合得分			13	2.7		11	2.05		9	1.75
结论	根据加权分析,课题A得分2.7分,因此QC小组初步选定改进课题:新生儿早期预警评分信息化闭环管理系统构建与应用									
说明	①原始分评分标准:根据项目制定的具体的评分标准。②加权综合分计算方法:总分$=\alpha_1 \cdot i_1+\alpha_2 \cdot i_2+\alpha_3 \cdot i_3+\alpha_4 \cdot i_4+\alpha_5 \cdot i_5$(注:$\alpha_1+\alpha_2+\alpha_3+\alpha_4+\alpha_5=1$)。③采用标准:选择加权后得分最高者为实施方案									

3.主题定义

(1)本期主题:新生儿早期预警评分信息化闭环管理系统构建与应用。

(2)名词解释

早期预警评分量表:通过观察主要生理参数(体温、心率、呼吸、血糖、意识等)、毛细血管充盈时间(capillary refill time,CRT)及氧疗等情况,予以赋值,采用总分和(或)单(多)因素指标评估法对病情进行评估。

预警评分信息化闭环管理系统:指通过信息编程,自动提取护理平台上的相关生理数据,动态、自动计算预警分值;当得分达到预警阈值时,提醒医务人员关注并予以干预,形成评估→预警→处置→再评估的预警评分信息化闭环管理。

(3)衡量指标

1)指标公式

不良事件发生率=非预期有创机械通气和转NICU例数/同期住院患者总数×100%。

预警评分准确性=正确评价预警评分例次/同期预警评分总例数×100%。

预警评分及时性=发生病情变化前及时进行预警评分并干预的例数/同期发生病情变化患者例数×100%。

预警评分耗时=护士完成一次预警评分耗费的时间。

2)指标定义

不良事件:指因医护人员未及时识别潜在危重症患儿,以致于错过最佳干预时机,病情进展导致非预期有创机械通气例数和转入NICU例数增加。

发生病情变化:指医生下达病危告知或病情变化谈话单。

不良事件发生率越低,说明医疗护理质量越高,患者越安全。

预警评分准确性：指评估指标准确判断，未出现勾选错误等问题。

预警评分及时性：指预警评分量表能够及时反映病情动态变化，评分能够及时体现病情变化。

（二）课题明确化

1. 现状调查

在课题明确化阶段，量表、信息化系统、医务人员对预警评分的认可度是我们现状调查的关键点。量表主要包括生理参数（体温、心率、呼吸、血糖、意识等）和CRT及氧疗等情况，予以赋值，采用总分评估法和（或）单项评估法对病情进行评估。信息化流程要实现自动提取数据，动态计分；当达到预警阈值时，提醒医务人员关注并予以干预（见表2-3）。

表2-3 现状调查表

课题	把握项目	调查时间	调查对象及目的	调查地点	调查方法	调查团队	调查结果
新生儿早期预警评分信息化系统构建与应用	NEWS量表	2019年2月5日	新生儿科2个病区及产科，有无使用NEWS量表	××病区	现场查看及询问	QCC研究组成员	××院新生儿科于2018年改良完成的NEWS量表，并通过量表的信效度检验
	NEWS信息化闭环管理系统	2019年2月5日	护理平台组相关人员，有无NEWS信息化闭环管理系统编程经验	信息科	现场查看及询问	QCC研究组成员	信息系统护理平台已嵌入NEWS量表，但需要护士主动勾选评分，缺乏信息化自动获取生命体征并计分预警的功能
	医护人员对NEWS的认可度	2019年2月5—10日	××病区医生及护士，他们对NEWS的认可和接纳程度	××病区	访谈	QCC研究组成员	医护人员对NEWS认可程度高，亟须信息化自动计算分值，能更及时、准确地反映病情变化

2. 新生儿早期预警评分量表的改良及信效度检验

文献检索并对比国内外儿科应用较广的早期预警评分（early warning score，EWS）系统，包括改良版儿童早期预警评分（modified pediatric early warning system score，MPEWS）系统、床边儿童早期预警评分（bedside pediatric early warning score，Bedside-PEWS）系统和新生儿早期预警评分（NEWS）。MPEWS 及 Bedside-PEWS 应用于 0～16 岁儿童，年龄跨度大；NEWS 是为新生儿早期预警编制的第一个量表，但缺少呼吸三凹征及血氧饱和度等指标。国外研究指出，在新生儿早期，呼吸窘迫的发生率高达 7%；张梦瑜等的研究认为，在 3 个量表中，Bedside-PEWS 判别模型的特征性及判别效能最高。因此，本质量改进项目结合 Bedside-PEWS 对 NEWS 进行改良，通过访谈临床护士及专家函询来修改量表，并对量表进行信效度检验。MNEWS 量表的观察指标共有 8 项，包括体温、心率、呼吸、呼吸三凹征、血氧饱和度、意识、末梢血糖和 CRT，总分为 0～23 分，分值越高，病情越危重。该量表的 Cronbach α 系数为 0.865，条目水平的内容效度指数为 0.801，量表水平的内容效度指数为 0.824，结构效度采用探索性因子分析，累计方差贡献率为 66.73%，量表具有良好的信效度。量表的 ROC 曲线下面积为 0.878，当截断值为 6 分时，灵敏度和特异度分别为 89.2% 和 80.7%。因此，将 6 分设置为触发预警值，基于总分值和（或）单指标分值评估，采取相应的预警监护方案，指导临床护士及时干预。MNEWS 量表见表 2-4。

表 2-4　MNEWS 量表

观察指标		0 分	1 分	2 分	3 分
体温（℃）		36.5～37.4	36.0～36.4 或 37.5～38.0	<36 或>38	—
心率（次/分钟）		100～159	80～99 或 160～179	180～219	<80 或>220
呼吸（次/分钟）		31～50	20～30 或 51～70	>70	<20
呼吸三凹征		无	轻度	中度	重度或呼吸暂停
意识		清醒	嗜睡或激惹	迟钝或抽搐	昏迷
血氧饱和度（SpO_2）	足月儿	>90%	85%～90%	80%～84%	<80%
	早产儿	>88%	80%～88%	70%～79%	<70%
末梢血糖（mmol/L）		2.6～7.0	1.7～2.5 或 7.1～11.1	<1.7 或>11.1	<1.1
毛细血管充盈时间（秒）		<3	3	4	>5

注：意识状态判断标准如下。清醒：弹足底 2～3 次后哭，哭声响亮，肢体自发动作有力。激惹：弹足底 1 次即哭，哭声高亢，肢体活动多。嗜睡：弹足底 3 次后哭，哭声弱，很快入睡。迟钝：很难唤醒，弹足底 5 次后哭，很快入睡。昏迷：弹足底 5 次无反应。出生胎龄 37～42 周为足月儿，37 周内为早产儿。

3. MPEWS 量表临床应用

2018 年 12 月，在护理平台嵌入新生儿预警评分模块，护士手动评分，半信息化模式。应用过程中存在以下问题：勾选错误，评分不及时，评分时机不明确，增加工作量。

(三)目标设定及可行性分析

1. 现状水平

我们提出 4 个量化衡量指标，包括不良事件发生率、预警评分准确性、及时性及评分耗时(见图 2-16)。收集 2019 年 1—3 月收住新生儿科的 353 名患儿信息，采用半信息化进行预警评分。回顾性调查 50 例患儿有效评分 392 次，分析评分正确性和及时性及评分耗时；在告病危的 69 例患儿中，统计非预期机械通气和转 NICU 的患儿例数，计算不良事件的发生率。

回顾性调查2019年1月—3月392次NEWS评分汇总

时间	调查评分次数	评分不正确	
		次数	发生率
1月	143	34	23.78%
2月	118	21	17.80%
3月	131	31	23.66%
平均	130.7	28.7	21.93%

回顾性分析2019年1月—3月353名患儿中告病危的69例患儿评分及时性及不良事件发生率

时间	告知病危例数	未及时评分		不良事件	
		件数	发生率	件数	发生率
1月	29	8	27.59%	3	10.34%
2月	18	5	27.78%	2	11.11%
3月	22	4	18.18%	1	4.55%
平均	23.0	5.7	24.63%	2.0	8.70%

测试20名护士1次NEWS评分耗时

人数	总耗时	平均耗时
20	1089秒	54.45秒

图 2-16　4 个指标(不良事件发生率、预警评分正确性和及时性及评分耗时)查检示意图

2. 攻坚点发掘

分析现状与期望水平的差距，拟定备选攻坚点，通过评价项目圈员打分，选定 8 个攻坚点(见表 2-5)。

3. 设定目标值

目标值设定见表 2-6。

(四)提出方策并确定最佳方策

1. 方策拟定

QCC 成员以攻坚点为基础提出 15 个改善方策，并根据上级政策、圈的优势、预期效果进行评分，选出 8 个备选方策(见表 2-7)。

2. 最适策探究

对备选方案逐一进行障碍和副作用评定(见表 2-8),提出消除障碍的方法,最终选定 8 个方案并归纳为 4 个对策群组。

表 2-5 挖掘攻坚点

课题	调查项目	现状水准	期望水准	望差值	拟定攻坚点		评价项目				选定的攻坚点
							上级方针	圈的优势	预期效果	总分	
新生儿早期预警评分信息化闭环管理系统构建与应用	评分准确性	78.07%	100%	21.93%	加强护士培训,提高评分准确性		28	24	24	76	★
					信息系统自动识别生命体征并导入 MNEWS 中		24	28	30	82	★
	评分及时性	75.37%	100%	24.63%	护士长规定预警评分时机,护士按照规定时间点评分		22	14	14	50	
					当患者病情发生变化时,护士及时评分		24	18	16	58	
					每次护理平台录入生命体征均自动生成动态预警评分		24	28	30	80	★
	不良事件发生率	8.70%	0.70%	8.00%	人员	低年资护士对患者病情变化缺乏批判性思维	24	24	20	66	
					人员	医生认可新生儿预警评分并根据评分结果采取干预措施	28	24	30	82	★
					信息提醒	当预警评分触发预警值时,护士增加观察,必要时告知医生	24	22	28	74	★
					信息提醒	监测到触发预警时,以危急值形式提醒医生	24	22	28	74	★
					信息提醒	患儿预警评分列表与预警评分查询	24	20	28	72	★
	评分耗时	54.45 秒	10 秒	44.45 秒	加强护士培训,提高评分熟练程度		22	20	14	56	
					系统自动判定分值,护士确认保存		24	24	30	78	★

评价基准:

1. 重要计 3 分;次要计 2 分;微小计 1 分。
2. 按照"80/20"法则,取总分超过 80%且单项得分高于 24 分的为攻坚点。总分:10×3×3×80%=72 分;单项:10×3×80%=24 分。
3. "★"代表选定的攻坚点。
4. 圈员共 10 人参与评分。

表 2-6　目标值设定

	评分准确率	评分及时率	不良事件发生率	评分耗时(n/秒)
改善前	78.07%	75.37%	8.70%	54.45 秒
目标值	100%	100%	0.70%	10 秒
改善幅度	28.09%	32.68%	91.95%	81.63%

表 2-7　方策拟定

主题	管理项目	攻坚点	改善方案	评价项目				评定
				上级政策	圈的优势	预期效果	总分	
新生儿早期预警评分信息化闭环管理系统构建与应用	评分准确性	1.加强护士培训,提升评分准确性	QCC 教育组组织和负责护士培训,轮转护士由教学秘书培训	28	24	24	76	★
			护士长负责所有护士的培训和监督	22	14	20	56	
		2.信息系统自动识别异常生命体征并计分	护士将生命体征录入护理平台,系统自动识别异常生命体征并计分	24	28	30	82	★
			护理平台和监护仪联网,自动采集数据并预警	12	12	24	48	
	评分及时性	3.护理平台录入生命体征并自动生成动态预警评分	系统动态监测异常生命体征,提醒护士完善其他观察条目指标	24	26	30	80	★
			护士根据患者的 MNEWS 分值定时进行其他观察条目评分	22	16	12	50	
	不良事件发生率	4. 医生认可 MNEWS 并根据评分结果采取干预措施	圈员中的医生负责全体医生的培训,明确预警值的意义及干预措施	28	2	30	82	★
			护士长与科主任沟通,科主任负责医生培训和 MNEWS 的干预措施	22	14	16	52	
		5.低年资护士对患者病情变化缺乏批判性思维	异常生命体征跳出对话框,提醒护士完善其他观察项目并计分	28	24	28	74	★
			监测到异常生命体征,系统自动计分并提醒护士	22	24	14	60	
		6.监测到触发预警值时未及时提醒医生	医生站信息自动提醒	24	22	28	74	★
			由护士当面或电话告知医生提醒	20	14	14	48	
		7.患儿预警评分列表与预警评分查询	对每个患儿根据预警评分时间生成新生儿预警评分列表,采用不同的色带提醒护士	24	20	28	72	★
			护理管理者可设置查询条件,点击查看在院患儿预警评分情况	22	24	10	56	★
	评分耗时	8.系统自动判定分值,护士确认保存	在护士录入生命体征及其他观察项目后,系统自动识别并计分	24	24	30	78	★

表 2-8 障碍及副作用评定

主题	备选方案	障碍评定	副作用评定	消除障碍	评定	方策群组
新生儿早期预警评分信息化系统构建与应用	QCC 教育组组织和负责护士培训，轮转护士由教学秘书培训	培训效果差，护士对意识、CRT 等观察指标评定困难	学习自主性差	将意识、CRT 等观察指标评定标准及预警追踪方法附在 MNEWS 表下方	★	Ⅰ
	护士将生命体征录入护理平台，动态预警 MNEWS 异常分值	新生儿正常生理参数与成人不同，若共用全院的护理记录平台，可导致部分参数识别困难	数据不能自动识别	护理平台新增新生儿科护理记录模块	★	Ⅱ
	系统动态监测异常生命体征，提醒护士完善其他观察条目指标	患儿意识和 CRT 等需要护士添加评定	没有提醒	护士按照提醒，勾选意识和 CRT 等条目即可完成评分	★	Ⅲ
	圈员中的医生负责全体医生的培训，明确预警值的意义及干预措施	医生对 MNEWS 预警值意义和干预措施掌握欠缺	医护不统一	QCC 研究组及护士长与科主任沟通进行 MNEWS 意义和干预措施培训	★	Ⅳ
	触发预警值时，医生站信息自动提醒	触发预警值时，需要护士通知医生，医护联系不紧密	医生参与度低	与 HIS 联网，为预警触发时，医生站直接提示分值及干预措施	★	Ⅲ
	预警评分达预警值后，护士及时干预、追踪及反馈评估	没有信息提醒，护士未及时进行干预、追踪和干预效果评估	延误干预，发生不良事件	护理平台可查询 MNEWS 异常者，患者列表中显示干预方法，提醒护士进行干预、效果评估	★	Ⅲ
	根据预警值的危险程度，采用不同的色带提醒护士	医护人员对单一色带警醒产生疲劳	无	预警提醒色带同台风预警颜色，绿色—黄色—橙色—红色	★	Ⅲ
	管理者可设置查询条件点击查看在院患儿预警评分情况	查询条件设置不恰当致不能快速筛选出高危儿	无	查询条件设置专科、病区、时间段、预警评分分值，快速筛选出预警分值高的患儿	★	Ⅲ

(五)方策实施

1. 方策群组一

培训护士 MNEWS 相关知识，见表 2-9。

表 2-9 方策群组一

<table>
<tr><td rowspan="2">实施一</td><td>方策名称</td><td>培训护士 NEWS 相关知识</td></tr>
<tr><td>现状描述</td><td>护士 NEWS 评分准确性低，低年资护士对意识、CRT 等观察指标评估困难</td></tr>
<tr><td colspan="2">【方策内容】
1. QCC 教育组组织和负责护士培训，轮转护士由教学秘书培训。
2. 将意识和 CRT 等观察指标、评定标准、预警追踪分值附在 NEWS 表下方，避免护士评分错误。
3. 对低年资护士进行 CRT 评价方法考核
P</td><td>【方策实施】
负责人：黄××
实施时间：2019 年 5 月 6—20 日
实施过程及重点：
1. 5 月 14 日，科室会议上进行新生儿预警评分知识培训，培训后考核。
2. 5 月 16 日，对低年资护士进行 CRT 评价方法考核。
3. 将意识评定标准及预警追踪分值附在 NEWS 表下方。
4. 5 月 17 日，与信息科沟通自动识别生命体征的需求
D</td></tr>
<tr><td colspan="2">A
【方策处置】
1. 新生儿意识评定标准及预警追踪分值已附在 NEWS 表下方。
2. 信息科已开始进行自动识别生命体征的编程</td><td>C
【实施结果】
1. 5 月 20 日，护理平台已将意识评定标准及预警追踪分值附在 NEWS 表下方。
2. 护士培训考核合格率为 100%，以后轮转护士入科第 1 天由教学秘书培训考核</td></tr>
</table>

2. 方策群组二

护理平台新增新生儿科护理记录模块，见表 2-10。

表 2-10 方策群组二

<table>
<tr><td rowspan="2">实施二</td><td>方策名称</td><td>新增新生儿科专用护理记录模块</td></tr>
<tr><td>现状描述</td><td>护理平台全院统一，生命体征参数识别和导入 NEWS 困难</td></tr>
<tr><td colspan="2">【方策内容】
1. 护理平台新增新生儿科护理记录模块，科室 OA 申请软件编程要求。审批后，信息科将其纳入议程，由专人负责。
2. 新生儿科护理模块完成后，先开通护士长账号测试 1 个月，其间与信息科密切沟通，测试功能满足临床需求后更新投入使用。
3. 生命体征录入护理平台，动态预警 NEWS 异常分值。
4. 护士根据预警分值变化，确认保存预警数据
P</td><td>【方策实施】
负责人：吴××、冯××
实施时间：2019 年 5 月 6 日—7 月 2 日
实施过程及重点：
1. 5 月 6 日开始，信息科编程新生儿科护理记录模块。
2. 6 月 2 日，新生儿科护理记录模块开始进行测试。
3. 7 月 2 日，新生儿科护理记录模块通过测试并投入使用。
4. 同时完成 NEWS 预警值提醒功能
D</td></tr>
<tr><td colspan="2">A
【方策处置】
1. 新生儿护理记录已完善编程并投入使用。
2. NEWS 达到预警值时有提醒功能，但不能动态监测生命体征异常分值</td><td>C
【实施结果】
1. 新生儿科护理记录模块使用正常。
2. NEWS 达到预警值 3 分时，护理记录有红色分值提醒功能</td></tr>
</table>

3.方策群组三

构建信息化 NEWS 评分系统，见表 2-11。

表 2-11　方策群组三

<table>
<tr><td rowspan="2">实施三</td><td>方策名称</td><td>构建信息化 NEWS 评分系统</td></tr>
<tr><td>现状描述</td><td>护理平台不能动态监测 NEWS 分值</td></tr>
<tr><td colspan="2">【方策内容】
1.系统动态监测到异常生命体征提醒护士，跳出对话框提醒护士完善其他观察条目指标。
2.医生站信息自动提醒。
3.根据预警值的危险程度采用不同的色带提醒护士。
4.护士录入生命体征及其他观察项目后，系统自动识别并计分</td><td>【方策实施】
负责人：吴××、冯××
实施时间：2019 年 7 月 3 日—9 月 30 日
实施过程及重点：
1.7 月 3 日，信息科开始编程动态监测 NEWS 分值。
2.7 月 28 日，信息化 NEWS 模块测试。
3.8 月 2 日，信息化 NEWS 模块通过测试并投入使用。
4.使用过程中，临床护士反馈问题，信息科维护更新</td></tr>
<tr><td colspan="2">【方策处置】
1.NEWS 信息化闭环管理评分系统已投入使用，列入标准化。
2.系统需要不断进行美化和功能维护</td><td>【实施结果】
1.NEWS 信息化模块使用正常。
2.护理平台能动态预警生命体征异常分值，收集 7—9 月护士 NEWS 评分结果，评分准确性及及时性分别达到 100%和 99%</td></tr>
</table>

4.方策群组四

形成 MNEWS 评估→提醒→处置→再评估的闭环管理，见表 2-12。

表 2-12　方策群组四

<table>
<tr><td rowspan="2">实施四</td><td>方策名称</td><td>形成 MNEWS 评估→提醒→处置→再评估的闭环管理</td></tr>
<tr><td>现状描述</td><td>MNEWS 预警评分后，医护人员未及时采取干预措施及干预效果评价</td></tr>
<tr><td colspan="2">【方策内容】
1.QCC 研究组及护士长与科主任沟通，取得科室医生对该项目的支持。
2.圈员中的医生负责全体医生的培训，明确预警值的意义及干预措施。
3.护士执行医嘱后再评估。
4.预警评分查询</td><td>【方策实施】
负责人：冯××、王××
实施时间：2019 年 7 月 3—20 日
实施过程及重点：
1.在该项目开展前，护士长与科室主任沟通，取得支持。
2.7 月 5 日及 8 月 11 日，王××医生负责全体医生的 MNEWS 知识培训。
3.预警评分医生站提醒医生干预，护士处理医嘱后再次评估</td></tr>
<tr><td colspan="2">【方策处置】
1.各层级医生均能正确追踪和处理预警值</td><td>【实施结果】
1.科主任非常支持该预警评分的临床应用。
2.医生预警评分知识培训及考核合格率为 100%。
3.低年资医生执行干预措施欠缺，必要时请示上级医生</td></tr>
</table>

(六)效果确认

1.有形成果

(1)在应用NEWS信息化闭环管理系统后,收集2019年7—9月我科360名患儿信息,采用NEWS信息化闭环管理系统进行预警评分,回顾性调查50例患儿有效评分420次,分析评分准确性、及时性和评分耗时(见表2-13)。在告病危的77例患儿中,统计非预期机械通气和转NICU的患儿例数,计算不良事件的发生率。汇总可见评分不准确率0.97%,其中告病危的77例患儿评分不及时率为0,不良事件的发生率为0,测试20名护士1次评分耗时为9.6秒。

(2)QCC前后各指标比较,均达到预期目标,目标达成率为95%~113%。

表2-13 改善前后指标对比

	评分准确率	评分及时率	不良事件发生率	评分耗时
改善前	78.07%	75.37%	8.70%	54.45秒
目标值	100%	100%	0.70%	10秒
改善后	99.03%	100%	0.00%	9.6秒
改善幅度	26.85%	32.68%	100.00%	82.37%
目标达标率	95.58%	100.00%	108.75%	100.90%

(3)评分准确性理论上应该为100%,而实际上有0.97%不合格,因此我们查找原因并进行整改。调查发现,不准确的4次评分均与血糖值相关,血糖为7.0mmol/L时系统判定为1分,向信息科反馈后进行数据维护,测试90次结果均正常。

2.附加效益

项目成效包括申请国家实用新型专利2项、发明专利2项。

(1)新生儿智能转运保暖被,专利号201821428892.5。

(2)一种智控式新生儿桡动脉采血后压迫装置,专利号202020850752.8。

(3)一种适用于卧位新生儿的面罩雾化吸入器,专利号202020543604.1。

(4)毛细血管充盈时间自动检测仪,专利受理号202010559345.6。

(5)新生儿早期预警评分信息化闭环管理系统构建与应用,专利受理号202010599453.5。

三、案例总结

新生儿健康管理是国家公共卫生服务的重要内容之一。准确、快速、规范地评估新生儿病情，在指导诊断、治疗和监护措施的实施，以及保证新生儿安全方面具有重要的意义。通过构建新生儿早期预警评分信息化闭环管理系统，自动提取护理平台上的相关生理数据，自动识别异常数据并计算分值；当分值触发预警值时，提醒医务人员进行干预和追踪，形成评估→预警→处置→再评估的预警评分闭环管理，实现病情变化早发现、早干预、早治疗，提高临床救治效果，在保障新生儿安全方面成效显著。该项目充分利用课题研究型品管工具，获得了良好的有形成果、无形成果和其他成效，并建立了标准化规范，在一定范围内推广实施，效果显著。

参考文献

[1] 赵燕，黄丽华，尚启云，等. 儿童早期预警评分护理记录模板的设计及应用[J]. 中华护理杂志，2018，53(6)：679－683.

[2] 左超，祝益民. 儿童早期预警评分的临床应用进展[J]. 中华儿科杂志，2014，52(9)：712－714.

[3] Edwards MO，Kotecha SJ，Kotecha S. Respiratory distress of the term newborn infant[J]. Paediatr Respir Rev，2013，14(1)：29－37.

第四节　QFD-QCC 案例分享——基于 QFD 构建院内精准输液安全体系

一、案例导读

目的：为促进有效、合理、规范地输液，降低用药失误率，减少不良反应，保障患者用药安全，改善就医体验，提升患者满意度。

方法：运用 QFD-QCC 手法，将患者及相关方的主观需求通过需求挖掘层次化(KJ 法)、重要度排序(李克特法)和魅力质量创新点识别(KANO 模型)进行质量规划，并参考组织竞争水平数据确定攻坚点。将主观需求转化为质量特性并构建质量屋，运用 FMEA 进行优化并确定创新方案。根据重要度实现方策实施管理计划，采用 PDCA 循环模式，实施有效对策措施。

结果：用药失误率从 2.78/万条医嘱下降至 2.45/万条医嘱，下降幅度 11.9%，目标达成率 117.86%；患者满意度从 88.5%上升至 90.1%，上升幅度

1.8%，目标达成率160%；并有效降低了住院患者的每床日输液量和静脉输液使用率。

结论：QFD-QCC手法作为一种科学的现代质量管理方法，将QFD质量规划、质量屋关系矩阵变换与品管圈对策实施相结合，通过建立矩阵解决需求与质量关系的转换，保障患者用药安全，提高患者满意度，为医院质量管理工作提供示范。

二、案例介绍

（一）主题选定

1.提出问题

通过对住院患者输液情况进行大数据分析，发现诸多问题，如存疑医嘱处理不及时、配置延误、配置顺序有误、医嘱执行延误、未注明用药顺序、患者用药延误等。其中，医嘱选择用药时间错误占4.92%，患者因素导致用药延误占4.92%，配置顺序错误占3.28%，医嘱未注明用药顺序占1.91%，配置延误占1.64%。同时发现，医生选择用药时间与执行医嘱时间、输液配置时间以及实际用药时间的时间间隔存在不确定性和不及时性。

2.模式构建

通过模式构建，确定项目实现的路径和方法。小组成员在讨论后确定此项目实现的路径和方法。在质量规划与课题明确化阶段，通过李克特法来确定需求的重要度，设定目标。第一个质量屋通过需求到质量特性的转换来确定质量特性设计值，提出创新方案。在质量优化与最佳选择阶段，小组成员运用FMEA来解决矛盾，优化创新方案。最后将质量特性展开到方策，确定方策的重要度，然后运用PDCA方法确定具体的控制措施，将规范措施制度化、标准化（见图2-17）。

（二）质量规划与课题明确化

1.需求挖掘及层次化

收集需求的渠道有患者投诉、情景分析、问卷调研。收集需求的相关方为患者、护理、工勤人员、医生、药师，并根据需求特性利用KJ法（亲和图）将效率高、质量好、专业强、服务好、智能化作为第一层需求，开展头脑风暴，最终整理出第一层5条，第二层9条，第三层27条（见表2-14）。

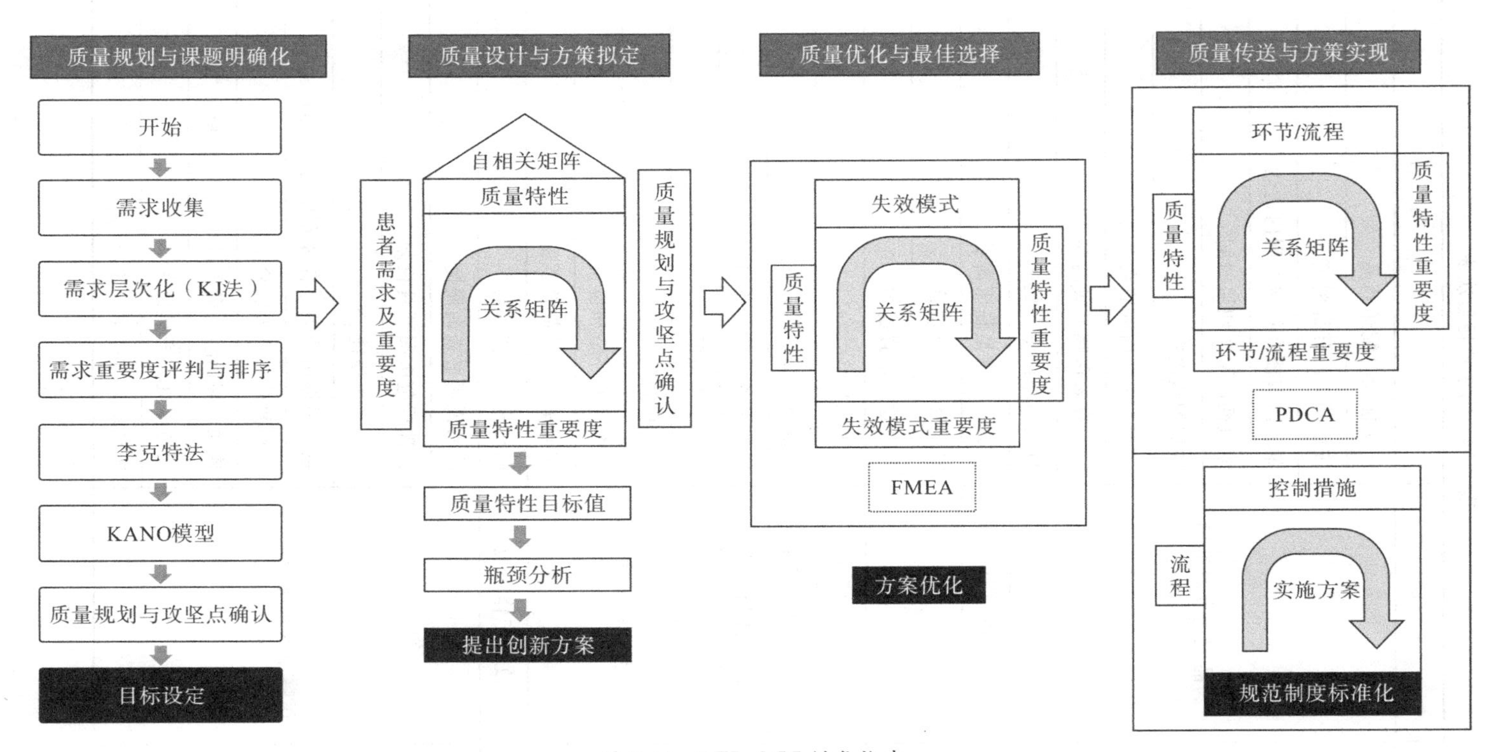

图 2-17 QFD-QCC 模式构建

表 2-14 需求挖掘层次表

第一层	第二层	第三层
效率高	药品配送及时准确	药房能及时配送药品
		按用药时间分批配送
		紧急医嘱能在规定时间内送达
		缩短药品配送纠错时间
		增加配送次数
		护理人员及时验收药品
		缩短存疑医嘱处理时间
		自购药品由专人配送
	药品供应及时	药品品种满足临床需求
质量好	输液质量有监管	对输液配置有监管
		提高输液配置能力
专业强	优化人力资源	合理排班
	提高护理人员配比率	输液室增加护理人员
	增加专业技能培训	增加医务人员专业培训
服务好	提高患者就医满意度	改善工作态度
		完善用药交代
		改善输液环境和设备
		输液室增加科普教学视频
	改善工作环境	调整药房工作布局
智能化	医嘱录入系统智能化	药品说明书查询便捷
		合理规范医嘱开具权限
		操作系统便捷、统一
		系统根据用药顺序合理安排用药时间
		便利的药品录入和检索方式
		特殊医嘱(化疗、营养等)开具有模板
		用协定处方开具医嘱
		药品标签打印突显重要内容

2. 需求重要度及排序

选用李克特量表对第三层需求进行重要度评判及排序(见表2-15)。李克特量表是一种心理反应量表,是由美国社会心理学家李克特(Rensis Likert)于1932年在原有的加量表基础上改进而成的,该量表由一组陈述组成,每一个陈述有5种回答,包括非常同意、同意、不一定、不同意、非常不同意,分别计5、4、3、2、1分,每个被调查者态度的总分是其对各道题的回答所得分数相加的总和,这是确定整个质量屋构建和优化的关键步骤。

表2-15　需求重要度排序表

第一层	第二层	第三层	重要度
效率高	药品配送及时准确	药房能及时配送药品	4.78
		按用药时间分批配送	4.33
		紧急医嘱能在规定时间内送达	4.83
		缩短药品配送纠错时间	4.72
		增加配送次数	3.22
		护理人员及时验收药品	4.11
		缩短存疑医嘱处理时间	4.33
		自购药品由专人配送	3.28
	药品供应及时	药品品种满足临床需求	2.83
质量好	输液质量有监管	对输液配置有监管	4.56
		提高输液配置能力	3.94
专业强	优化人力资源	合理排班	3.94
	提高护理人员配比率	输液室增加护理人员	3.44
	增加专业技能培训	增加医务人员专业培训	4.11
服务好	提高患者就医满意度	改善工作态度	4.00
		完善用药交代	4.00
		改善输液环境和设施	3.61
		输液室增加科普教学视频	3.50
	改善工作环境	调整药房工作布局	3.44

续表

第一层	第二层	第三层	重要度
智能化	医嘱录入系统智能化	药品说明书查询便捷	4.00
		合理规范医嘱开具权限	4.44
		操作系统便捷、统一	4.28
		系统根据用药顺序合理安排用药时间	4.50
		便利的药品录入和检索方式	4.11
		特殊医嘱(化疗、营养等)开具有模板	4.39
		用协定处方开具医嘱	4.00
		药品标签打印突显重要内容	4.17

3.质量水平提升分析

选择有代表性的竞争医院,通过走访和交流,并与本组织水平进行比较,设定计划质量水平,并结合需求重要度计算水平提高率。

4.魅力质量创新点识别

通过专家评审结合患者、医生、药师、护理、工勤人员需求,得出KANO模型的质量需求分类,其中一维质量需求,即期望质量需求,指满意程度与需求的满足程度成比例关系。一维质量需求共有19项,包括药房及时配送药品、护理人员及时验收药品、对输液配置有监管等。魅力质量需求,指意想不到的需求,如果不能实现此需求,满意度不会降低;但如果能实现此需求,满意度会有很大提升。魅力质量需求有5项,包括系统根据用药顺序合理安排用药时间、按用药时间分批配送、完善用药交代、特殊医嘱(化疗、营养等)开具有模板、用协定处方开具医嘱等。无关心质量需求指无论提供与否,满意度都不会改变。无关心质量需求有3项,包括自购药品由专人配送、调整药房工作布局等。基于各项,进一步计算魅力值及相对魅力值。

5.质量规划与攻坚点确定

根据重要度、水平提高率、魅力值计算需求相对权重并排序(见表2-16)后得出:①系统根据用药顺序合理安排用药时间;②用协定处方开具医嘱;③特殊医嘱开具有模板;④完善用药交代;⑤按用药时间分批配送。最终确定攻坚点为降低用药失误率和提高患者满意度。

表 2-16 相对权重排序法

第三层	重要度	水平提高率	魅力值	绝对权重	相对权重	排序
药房能及时配送药品	4.78	1.67	2.9	23.3401	0.040	10
按用药时间分批配送	4.33	1.33	4.57	26.3879	0.045	7
紧急医嘱能在规定时间内送达	4.83	1.25	3.20	19.3564	0.033	15
缩短药品配送纠错时间	4.72	1.25	1.98	11.6688	0.020	26
增加配送次数	3.22	1.25	3.75	15.1007	0.026	23
护理人员及时验收药品	4.11	1.00	3.48	14.2922	0.024	24
缩短存疑医嘱处理时间	4.43	1.33	4.09	23.6310	0.040	9
自购药品由专人配送	3.28	1.00	3.41	11.1717	0.019	27
药品品种满足临床需求	2.83	1.33	3.27	12.3608	0.021	25
对输液配置有监管	4.56	1.25	3.61	20.5730	0.035	12
提高输液配置能力	3.94	1.67	4.02	26.4397	0.045	6
合理排班	3.94	1.00	3.89	15.326	0.026	22
输液室增加护理人员	3.44	1.33	3.61	16.5922	0.028	19
增加医务人员专业培训	4.11	1.25	3.89	19.9671	0.034	13
改善工作态度	4.00	1.25	3.34	16.7008	0.029	18
完善用药交代	4.00	1.67	4.29	28.6297	0.049	4
改善输液环境和设施	3.61	1.33	4.43	21.3335	0.037	11
输液室增加科普教学视频	3.50	1.33	3.95	18.4504	0.032	17
调整药房工作布局	3.44	1.33	3.61	1 6.5922	0.028	19
药品说明书查询便捷	4.00	1.67	4.16	27.7210	0.047	5
合理规范医嘱开具权限	4.44	1.25	3.34	18.5 564	0.032	16
操作系统便捷、统一	4.28	1.67	3.48	24.7860	0.042	8
系统根据用药顺序合理安排用药时间	4.50	2.50	3.89	43.7117	0.076	1
便利的药品录入和检索方式	4.11	1.25	3.89	19.9671	0.034	13
特殊医嘱(化疗、营养等)开具有模板	4.39	2.00	3.95	34.7042	0.059	3
用协定处方开具医嘱	4.00	2.50	4.09	40.8998	0.071	2
药品标签打印突显重要内容	4.17	1.00	3.89	16.1 895	0.028	21

6.目标设定

(1)患者满意度:在本院2017—2019年质量监测指标平均值(88.5%)的基础上提升1个百分点。

(2)用药失误率:在本院2017—2019年质量监测指标平均值的基础上,下降10%,至2.5/万条医嘱。

(三)质量设计与方案拟定

1.构建需求与质量特性的质量屋(见表2-17)

将患者及相关方的主观需求进一步展开为对应的质量特性,并用独立配点法(1~5分)计算质量特性重要度。

2.瓶颈分析

在对质量特性进行竞争性对比后,分别设立质量特性的设计值。在确定设计值时,小组成员经过多次讨论,综合医院现有水平,提出具有竞争力的指标。根据本医院及项目的实际情况,对质量特性按重要度与难度(1~10分)进行整理分析,并绘制出瓶颈分析图(见图2-18)。从瓶颈分析图可以得出四个不同的区域:重要度低、难度低的区域为安全区,重要度高、难度低的区域为快赢区,重要度低、难度高的区域为风险区,重要度高、难度高的区域为预研区。针对每个区域的处理策略一般会有不同,因此要根据重要度和实现难度,合理研讨实施方案。

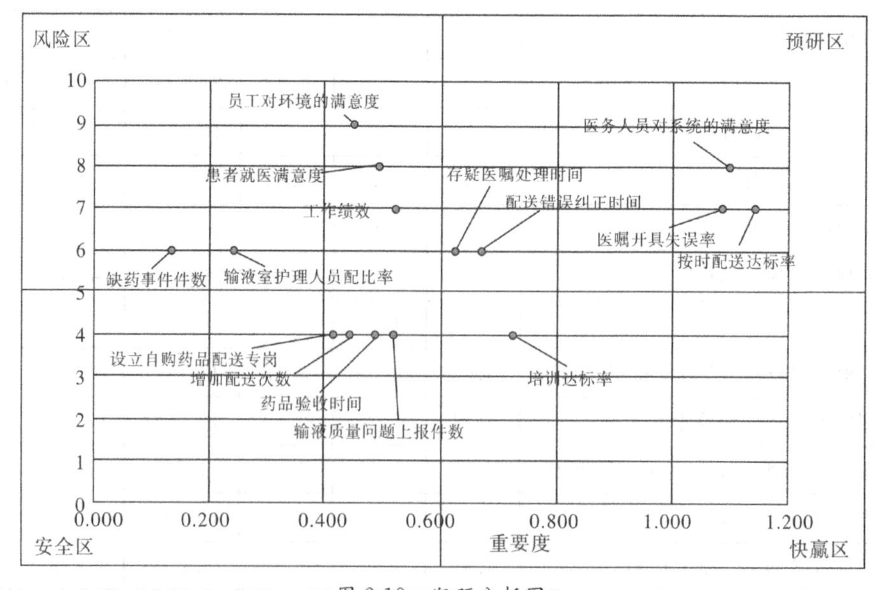

图2-18 瓶颈分析图

表 2-17　需求与质量特性质量屋

患者需求			重要度	质量特性															竞争性评价		计划目标			重要度	
				药品配送流程						扩充用药目录	输液质量	人力资源		培训教育	就医环境		系统智能化								
				按时配送达标率	配送错误纠正时间	增加配送频次	药品验收时间	存疑医嘱处理时间	设立自购药品配送专岗	缺药事件件数	输液质量问题上报件数	工作绩效	输液室护理人员配比率	培训达标率	患者就医满意度	员工对环境的满意度	医务人员对系统的满意度	医嘱开具失误率	本组织水平	竞争组织水平	计划质量水平	水平提高率	魅力值	绝对重要度	相对重要度
效率高	药品配送及时准确	药房能及时配送药品	4.78	5	1	3	3	5	3			3		1					3	3	5	1.67	2.93	23.3401	0.040
		按用药时间分批配送	4.33	5	1	1	1	1				1		1					3	4	4	1.33	4.57	26.3879	0.045
		紧急医嘱能在规定时间内送达	4.83	5	1	3	1	3	3			3		1					4	4	5	1.25	3.20	19.3564	0.033
		及时纠正配送错误	4.72	3	5	1	1		1			3		1					4	4	5	1.25	1.98	11.6688	0.020
		增加配送次数	3.22	5	3	5	3	3	1			3							4	3	5	1.25	3.75	15.1007	0.026
		护理人员及时验收药品	4.11	3	3		5		1				3						4	3	4	1.00	3.48	14.292	0.024
		缩短存疑医嘱处理时间	4.33	3	1		1	5				1		1					3	4	4	1.33	4.09	23.6310	0.040
		自购药品由专人配送	3.28	3	1				5										4	4	4	1.00	3.41	11.1717	0.019
	药品供应及时	增加药品品种，满足临床更大需求	2.83							5									3	3	4	1.33	3.27	12.3608	0.021
质量好	输液质量有监管	对输液质量有监管	4.56		3						5								4	4	5	1.25	3.61	20.5730	0.035
		提高输液配置能力	3.94	1	1						3			5					3	4	5	1.67	14.02	26.4397	0.045
专业强	优化人力资源	合理排班	3.94	1	1							3	1			1			4	4	4	1.00	13.89	15.3261	0.026
	提高护理人员配比率	输液室增加护理人员	3.44		1								5			1			3	3	4	1.33	3.61	16.5922	0.028
	增加专业技能培训	增加医务人员专业培训	4.11	1	1						1			5		1		1	4	4	5	1.25	3.89	19.9671	0.034

续表

患者需求			重要度	质量特性															竞争性评价		计划目标			重要度	
				药品配送流程						扩充用药目录	输液质量	人力资源		培训教育	就医环境		系统智能化								
				按时配送达标率	配送错误纠正时间	增加配送频次	药品验收时间	存疑医嘱处理时间	设立自购药品配送专岗	缺药事件件数	输液质量问题上报件数	工作绩效	输液室护理人员配比率	培训达标率	患者就医满意度	员工对环境的满意度	医务人员对系统的满意度	医嘱开具失误率	本组织水平	竞争组织水平	计划质量水平	水平提高率	魅力值	绝对重要度	相对重要度
服务好	提高患者就医满意度	改善工作态度	4.00			1	1		1	1	1				5	1		3	4	4	5	1.25	3.34	16.7008	0.029
		完善用药交代	4.00								1			3	3	1			3	4	5	1.67	4.29	28.6297	0.049
		改善输液环境和设施	3.61												3	3			3	4	4	11.33	4.43	21.3335	0.037
		输液室增加科普教学视频	3.50								3				3	1			3	4	4	1.33	3.95	18.4504	0.032
	改善工作环境	调整药房工作布局	3.44													5			3	4	4	1.33	3.61	16.5922	0.028
智能化	医嘱录入系统智能化	药品说明书查询便捷	4.00														5	1	3	4	5	1.67	4.16	27.7210	0.047
		合理规范医嘱开具权限	4.44														3	1	4	4	5	1.25	3.34	18.5564	0.032
		操作系统便捷、统一	4.28														3	3	3	4	5	1.67	3.48	24.7860	0.042
		系统根据用药顺序合理安排用药时间	4.50														5	1	2	3	5	2.50	3.89	43.7117	0.076
		便利的药品录入和检索方式	4.11														3	1	4	4	5	1.25	3.89	19.9671	0.034
		特殊医嘱（化疗、营养等）开具有模板	4.39														1	5	2	3	4	2.00	3.95	34.7042	0.059
		用协定处方开具医嘱	4.00														1	5	2	3	5	2.50	4.09	40.8998	0.071
		药品标签打印突显重要内容	4.17														1		4	4	4	1.00	13.89	16.1895	0.028
质量特性重要度				1.14	2.67	0.44	0.49	0.62	0.41	0.13	0.52	0.52	0.24	0.72	0.49	0.45	1.09	1.08	关系矩阵					584.45	1

3.提出创新方案

对瓶颈分析的快赢区与预研区进一步深入分析质量特性所对应的目的，提出实现的创新方案。①构建多维度教育管理与评价体系。②开发基于时间轴的用药顺序智能模块。③开发医嘱开具模板 V2.0 升级版。

(四)质量优化与最佳选择(FMEA)

构建质量特性-失效模式质量屋，分别对两个攻坚点做失效模式分析。其中，降低用药失误率的潜在失效模式为医嘱开具失误、处方审核失误、药物配送不及时和给药不及时。提高患者满意度的潜在失效模式为医护人员态度不佳、用药交待不足和给药不及时。通过分析确定创新方案的可行性。

(五)质量传递与方案实现

1.方策展开

建立质量特性与方策的质量屋，通过相关性评价确定方策重要度，并制订方策实现管理计划及设计选定方案。

2.方策实施

所确立的三大创新方案依据方策重要度及计划周期展开。

(1)方策一：开发基于时间轴的用药顺序智能模块

步骤：①开发基于时间轴的用药顺序智能模块，根据医嘱信息，按规则在输液时间轴上对药物使用时间进行排序，并将信息传递到静配中心，合理安排配置时间，优化配送流程。②建立多管路输液信息集成，使多份输液也可分管路体现在时间轴上，做智能化调整，提高配置效率。

效果：药物配送及时率从 89.97%上升到 98%，患者满意度从 88.5%上升到 90.1%。该智能模块实现患者静脉输液顺序全面调控，大大提高了用药安全性和输液有效性，降低不良反应的发生率。

(2)方策二：构建多维度教育管理与评价体系

步骤：①编制《药师岗前培训手册》和《药师规范化培训手册》培训大纲。《药师岗前培训手册》培训大纲适合于新入职员工，《药师规范化培训手册》培训大纲适合于经第一阶段培训合格员工的晋级培训。②建立多维度教育管理策略，制订培训计划与课程、开展操作培训考核，设计多维度考核表，并进行 OSCE 情景模拟考核。

效果：本次公共理论课部分共四大模块 23 节课，参加学习的新员工共有 116 人，实现 10 次考核，整体合格率为 96.94%。

(3)方策三:开发化疗医嘱开具模板 V2.0 升级版

步骤:①在化疗医嘱模板 V1.0 版的基础上开发化疗医嘱智能模板 V2.0(升级版),此模板导入经循证或指南推荐的化疗方案。在选择癌种后,系统给出既定化疗方案选择;选择化疗方案后,系统给出既定药物;可选溶媒、液体量、用法、频次等;系统给出推荐剂量,可默认也可修改。②建立化疗药物规则与信息库,可随时更新。

效果:化疗医嘱开具失误率下降至 1.79‰,医护满意度升高了 4.94%。该模块提升了化疗医嘱录入正确率,并提高用药合理性和安全性,明显减少用药差错。

(六)效果确认

有形成果:改善前后数据对比见图 2-19。

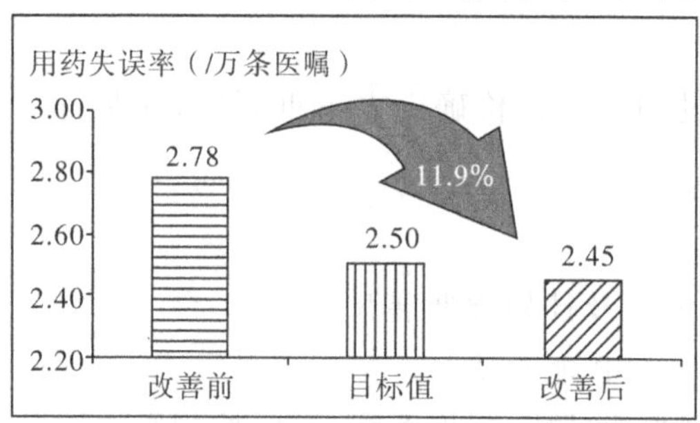

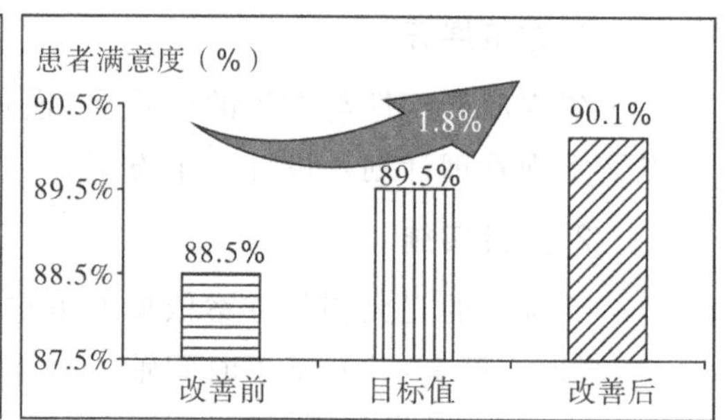

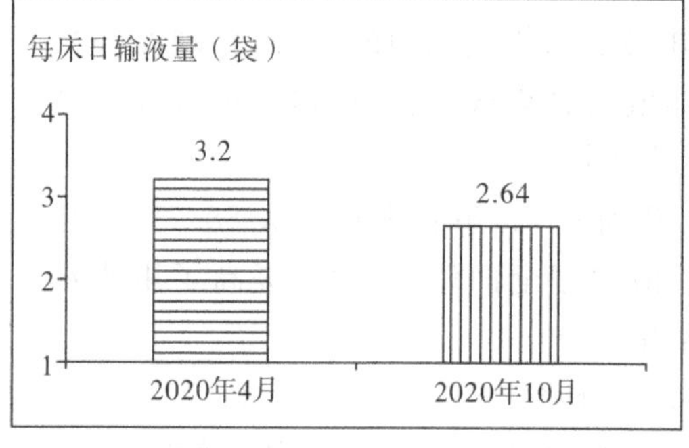

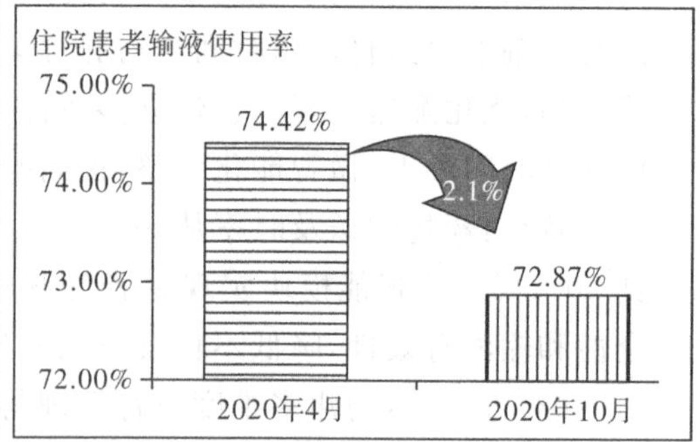

图 2-19 改善前后对比

用药失误率从改善前的 2.78/万条医嘱下降至改善后的 2.45/万条医嘱,下降幅度 11.9%(目标达成率 117.86%);患者满意度从改善前的 88.5%上升至改善后的 90.1%,上升幅度 1.8%(目标达成率 160%);并且住院患者每床日输液量和输液使用率也有效降低了。

三、案例总结

降低住院患者静脉输液使用率是 2021 年国家医疗质量安全十大改进目标

之一。如何加强医疗机构用药管理,特别是合理输液,减少不良反应,是医疗质量安全改善的迫切需求。构建输液安全体系能实现精准合理输液、增强用药安全性、提高工作效率。该项目运用QFD-QCC手法,收集患者及相关方需求,利用质量屋将外部需求转化为内部业务改进点,打造魅力质量,进行质量设计,确定创新方案,并从风险、冲突等多角度组合优化这种方案的内部参数,成效显著,为医院质量管理工作提供示范,值得推广。

参考文献

熊伟,刘庭芳.QFD创新型品管圈——满意感知实现与系统化创新的新模式[M].北京:中国标准出版社,2020.

第三章 FOCUS-PDCA

第一节 FOCUS-PDCA 工具介绍

一、概　述

关于 PDCA 循环(PDCA cycle)的研究最早在 20 世纪 30 年代,先由美国著名统计质量控制专家休哈特(Walter Andrew Shewhart)引入了"plan－do－see"(计划－执行－检查),形成雏形;再由美国质量管理专家戴明(William Edwards Deming)进一步完善,发展成"plan－do－check－act"(计划－执行－检查－处理)的质量持续改进模型,因此也称戴明循环(Deming cycle)。

FOCUS-PDCA 是由美国医院组织(Hospital Corporation of America, HCA)于 20 世纪 90 年代在 PDCA 循环基础上提出的一种质量持续改进管理工具,是 PDCA 循环的进一步延伸和改进,旨在更仔细地了解程序中的各个环节,以达到持续质量改进的目的。其在国内外均已被证实为有效改进工作的一种策略,除广泛地应用于临床领域外,也逐步推广到其他行业。

二、FOCUS-PDCA 的作用

FOCUS-PDCA 可分为两个阶段。第一阶段是 FOCUS,分为五个步骤:发现问题(find,F),成立改进小组(organize,O),明确现行流程和规范(clarify,C),出现问题的根本原因分析(understand,U),选择可改进的流程(select,S)。其有助于简化和确定需要改进的领域,召集能够实现该改进的团队,以及选择最佳的解决方案来实施该改进过程。第二阶段是 PDCA,即计划(plan,P)、实施(do,D)、效果确认(check,C)、标准化(act,A),该阶段主要实施解决方案,并

验证是否已达到预定的结果，最后将有效的结果转化为日常的制度和流程。

相对于传统的 PDCA 循环，FOCUS-PDCA 可在前期引导团队成员更仔细地了解工作中的环节，将问题分析得更为详尽、透彻，执行步骤更加明确，团队成员更容易统一共识，并提高改善的效率和效果。

三、过程介绍

1. 发现问题(F)

医院的运行过程中必然会遇到各种各样的问题，有些是上级政策的原因，有些是同行竞争的压力，有些是科室、部门内部存在的问题。这些问题涉及医院的各个学科，包括医疗、医技、护理、药学、行政、后勤等部门。

我们可以从以下几个方面来挖掘工作中存在的问题：①上级要求的，包括国家政策、行业规范、等级医院检查条款等，如降低药占比、降低抗菌药物使用强度(defined daily dose，DDD)；②行业的标杆，如降低平均住院日；③在实际工作中遇到的问题，如预防患者跌倒、避免手术部位错误；④质管部门检查或科室自查中发现的问题，如住院病历书写问题、护理操作中的规范问题；⑤患者的需求，如缩短候诊时间；⑥部门的自我要求，如提高住院患者满意度。

在发现问题之后，需要对问题进行语言上的加工，使其表述得更规范、科学。同时也要列举政策法规、指南共识、文献研究、Meta 分析、系统综述等作为佐证材料，为问题寻求理论支持。为了突显问题的创新性，也可进行文献查新。

2. 成立改进小组(O)

问题的解决单靠个人的力量是不够的，需要团队合作。因此，开展 FOCUS-PDCA 项目必须成立持续质量改进(continous quality improvement，CQI)小组来负责项目的运行。

(1)成员的构成

CQI 小组成员的构成主要由所要解决的问题决定。小组成员从事的工作必须与所要解决的问题密切相关：①如果要解决全院性问题，则最好有院领导参与，至少必须有负责全院管理工作的行政科室参与；②欲解决跨部门的问题，则要由该问题所涉及科室人员共同组织团队；③对于科室内部的问题，在团队成员的选择上应尽可能邀请经验丰富、工作积极的同事，当然最好有科室主任参与或指导。

(2)人数的要求

对于简单的问题，一般尽量精简人员，以提高效率，但不能少于 3 人；对于较复杂的问题，在考虑覆盖面的同时也尽量精简人员，最好不要超过 15 人。

(3)团队分工

一般来说,CQI小组可由辅导员(顾问)、组长、协调员、秘书和其他成员共同组成。辅导员(顾问)可以参与整个项目,也可以仅仅在需要时给予指导和支持。组长、协调员和秘书可以是同一个人,也可以是不同的人。组长是项目的负责人,对项目进行统筹和规划;协调员主要对相关的人员和事物进行组织和协调,起着上情下达的作用,如根据项目计划,定期召集小组成员开会或讨论;秘书可以负责资料的收集和登记等;其他成员一般包括业务熟悉者或流程的直接涉及者,一起参与对问题的改进和改进方案的落实。

3.明确现行流程和规范(C)

只有了解现状才能改变现状。根据发现的不同问题,CQI小组可以采取不同的方法进行了解,如采取设计问卷调查、观察服务进程、追踪个案等实地了解方法,或查阅规章制度、操作规程等书面行为等。另外,通过画流程图的形式,可以直观地表达现行的工作流程,了解问题发生在哪些环节以及关键点是什么,从而进一步明确问题的改进计划。

4.出现问题的根本原因分析(U)

通过上一步骤了解到问题出现在哪些环节以及关键点是什么,该步骤对产生问题的具体原因进行分析。原因可以分为很多种,对此可以结合亲和图、特性要因图、柏拉图等找出主要的和关键的因素。如亲和图可以对不同原因进行归类、汇总;特性要因图(鱼骨图)则将原因分解为大原因、中原因和小原因,不断深入和细化,分解到具体可以测量和处置的因素,通过鱼骨的形式使问题产生的原因一目了然,并从中找出主要的原因;而柏拉图根据“80/20”法则,统计各个因素的发生频度,来明确主要、次要和一般的因素。

5.选择可改进的流程(S)

在明确现行流程和规范以及对出现的问题进行根本原因分析之后,对问题有了更深入的了解。但是,受到医院内外环境和实际工作情况等现有条件的影响和制约,问题产生的一些因素可能是不可控的。另外,问题的存在往往是系统的原因,涉及多个方面的因素,单靠解决个别因素(诸如人为因素等)并不能解决问题。因此,根据问题的实际情况,可以选择潜在的、可以改进的流程,从系统上对问题进行改进。需要注意的是,由于问题受多方面因素的制约,所以根据管理学的最优原则和满意原则,在选择流程时,经过评估后不一定要求是最优的,而是满意就好。

6.计划(P)

计划是实施的指导准则,因此在制订改进计划之前需要进一步做好文献查

阅等准备工作，通过头脑风暴等活动尽可能地将计划的各方面考虑周全。计划应涉及整个改进的策略和方案，包括改进的目标、期限、方法以及何时开始改进等。制订好改进计划以后，还可以寻求专家予以进一步的论证和完善。计划的安排可以用甘特图来描述，并指定负责人，以便能够调整和掌控计划的进展情况。

7. 实施(D)

该步骤是对制订好的改进计划进行实施。在实施过程中，需要对资料进行持续收集和分析，从而为计划的实施情况和新流程运行效果的评估做好准备。资料的收集和分析可以综合运用查检表、直方图、散点图、控制图等质量管理工具和统计学等方法开展。

8. 效果确认(C)

根据上一步骤的资料收集和分析，可以了解流程改进前后的对比有无差异，判断新流程运行的效果，评估新流程是否达到预期的目标。如果在新流程实施过程中遇到未考虑到的或新的问题，以及实施前后的结果没有显著性差异等，则需要对原先的改进计划作进一步的调整和重新落实。

9. 标准化(A)

经过对新流程的检查、评估，及根据实际调整、完善后，可以通过对流程进行标准化、对旧制度和规程进行修改以及对相关人员进行培训等，确保新流程能够得到有效实施和推广应用。在新流程的实施过程中，可能还会有问题没有得到解决或产生新的问题，需要进一步评估，决定是否需要转入下一个 PDCA 循环，以进行持续质量改进，不断提高质量水平。

四、适用范围

FOCUS-PDCA 是主动寻求质量改进的一种管理行为，适合医院管理的方方面面，特别适合工作中对问题进行改善，对一些课题的研究探索也有一定的作用。由于 FOCUS-PDCA 在形式上较为灵活，所以大到全院性的重大问题，小到小组内部工作环节的细微改进，都可以用到 FOCUS-PDCA。

五、流程图

FOCUS-PDCA 流程见图 3-1。

F—发现问题
O—成立改进小组
C—明确现行流程和规范
U—出现问题的根本原因分析
S—选择可改进的流程
A—处理
P—计划
C—检查
D—实施

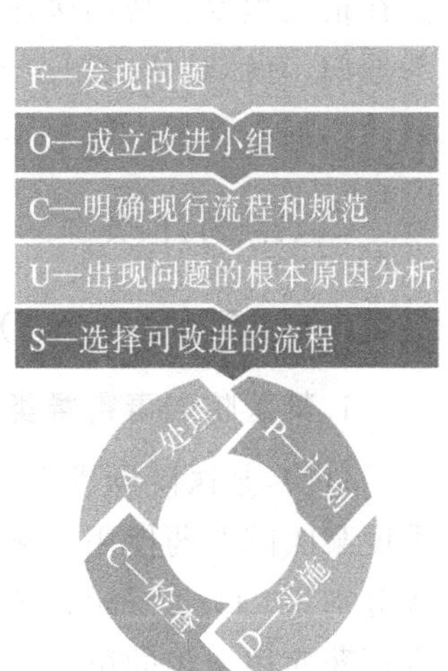

图 3-1　FOCUS-PDCA 流程

第二节 案例分享——降低碳青霉烯类抗菌药物使用强度

一、案例导读

目的:进一步提高某医院碳青霉烯类药物使用的合理性,降低使用强度,有效控制细菌耐药的发生。

方法:根据 FOCUS-PDCA 的管理流程,成立由医务、院感、临床、药学、检验等多部门成员组成的 CQI 小组;通过回顾性分析,评估某医院碳青霉烯类药物使用现状及存在的问题;采用头脑风暴和鱼骨图的形式,分析导致各种不合理使用的主要原因,并针对各主要原因分别拟定对策和措施。在每一个对策实施过程中又采用 PDCA 模式,不断检讨和优化对策措施。

结果:经过 9 个月的改善,某医院碳青霉烯类药物不合理使用强度从改善前的 2.54 下降至改善后的 1.00,下降幅度 60.20%(目标达成率 92.07%);使用强度从改善前的 6.45 下降至改善后的 4.92,下降幅度 23.72%。同时,碳青霉烯类耐药肺炎克雷伯菌和鲍曼不动杆菌的检出率分别由改善前的 51.93% 和 89.21%降至改善后的 32.94%和 60.66%。通过开展本次 FOCUS-PDCA 项目,也进一步优化了某医院碳青霉烯类药物的使用管理流程。

结论:将 FOCUS-PDCA 的管理方法引入医疗机构抗菌药物使用管理中,能在很大程度上帮助医疗机构发现抗菌药物使用过程中存在的问题,并以问题为导向,有针对性地制定改善措施,借以 PDCA 的持续改善模式,真正解决抗菌药物临床管理中的实际问题,成效显著,值得推广。

二、案例介绍

(一)发现问题(find,F)

1.某医院碳青霉烯类药物使用情况

目前,某医院碳青霉烯类药物的使用金额占比相对较高。对 2018 年第一季度某医院西药使用金额进行分析,美罗培南和亚胺培南西司他丁钠的使用金额分别为 249.3 万元和 233.2 万元,金额占比分别为 0.66%和 0.61%,位列所有西药使用金额的第 22 和 25 位。同时,进一步分析某医院碳青霉烯类药物的使用强度。自 2017 年第一季度开始,某医院碳青霉烯类药物使用强度均高于

6.0，部分时间段使用强度超过7.0，其碳青霉烯类药物使用强度整体偏高，整体形势较为严峻。因此，进一步强化碳青霉烯类药物使用的合理性，降低药物使用强度，具有多方面的重要意义。

2.活动主题：降低某医院碳青霉烯类抗菌药物使用强度

（1）名词解释：抗菌药物使用强度指每100名住院患者每天消耗抗菌药物的使用强度，是国家对医疗机构抗菌药物管理以及等级医院评审要求中的重要指标。该指标实现了不同抗菌药物的标准化转换，也实现了医疗机构的去规模化。

（2）衡量指标：本项目以碳青霉烯类药物为关注重点，因此其使用强度的计算公式如下：

$$\text{碳青霉烯类药物使用强度}=\frac{\text{碳青霉烯类抗菌药物消耗量（累计使用强度）}}{\text{同期收治人患者天数（累计住院天数）}}\times 100$$

（二）成立改进小组（organize，O）

CQI小组由药学部牵头，邀请该医院医务部主任和药学部主任担任顾问，由医务部、院感科、药学部、检验科及临床科室共同组成跨部门、跨专业的高效CQI小组，成员共14人。

（三）明确现行流程和规范（clarify，C）

1.与主题相关的工作流程图

与主题相关的工作流程见图3-2。

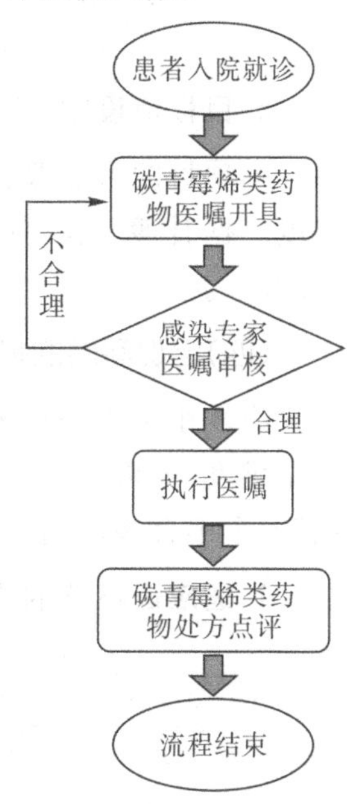

图3-2　改善前某医院碳青霉烯类药物使用医嘱执行流程

2.改善前数据收集分析

查检2018年第一季度碳青霉烯类药物的使用合理性，共查检病历272份，涉及药物9604支。其中适应证不符主要指预防感染用药。

3.改善前柏拉图

改善前柏拉图见图3-3。

4.结论

根据“80/20”法则，最主要原因是适应证不符及用药存在药物相互作用。因此，本项目将改善重点定为如何降低碳青霉烯类药物使用中“适应证不符”及“存在药物相互作用”所致的使用强度损耗数。

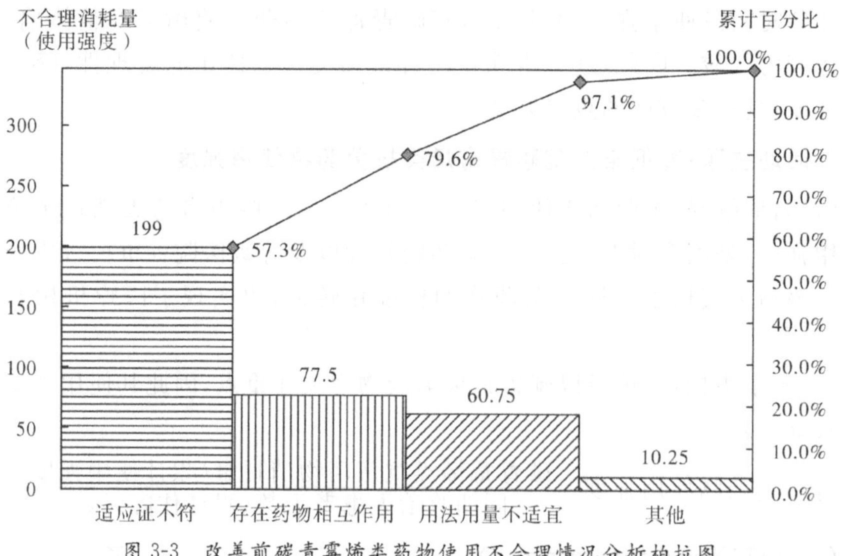

图 3-3　改善前碳青霉烯类药物使用不合理情况分析柏拉图

5. 目标值设定

本项目的重点改善内容是降低某医院碳青霉烯类药物不合理使用部分的强度。据计算，本次改善目标值为 0.93，对比现状值为 2.54，改善幅度为 63.39%。

(四)出现问题的根本原因分析(understand，U)

CQI 小组进一步采用头脑风暴和鱼骨图的形式，从人员、物料、环境和方法四个维度，分析了可能导致碳青霉烯类药物“适应证不符”和“存在药物相互作用”两个不合理使用问题的可能原因(见图 3-4 和图 3-5)。

1. 适应证不符的原因分析(见图 3-4)

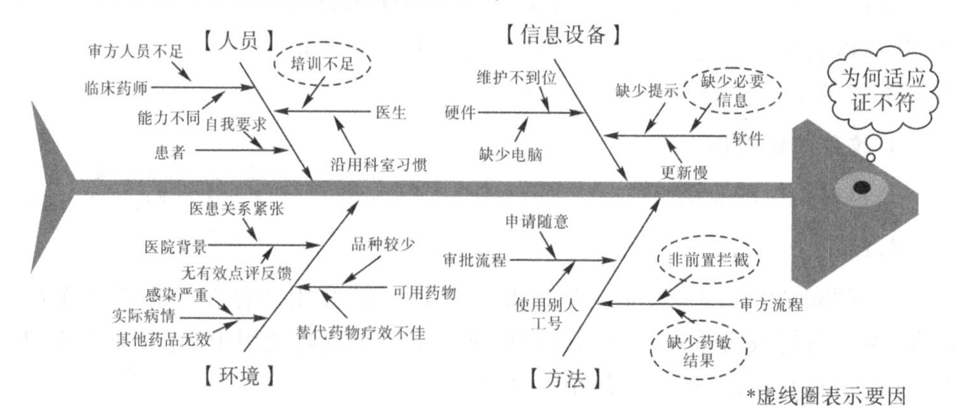

图 3-4　适应证不符问题的鱼骨图分析

2. 存在药物相互作用的原因分析(见图 3-5)

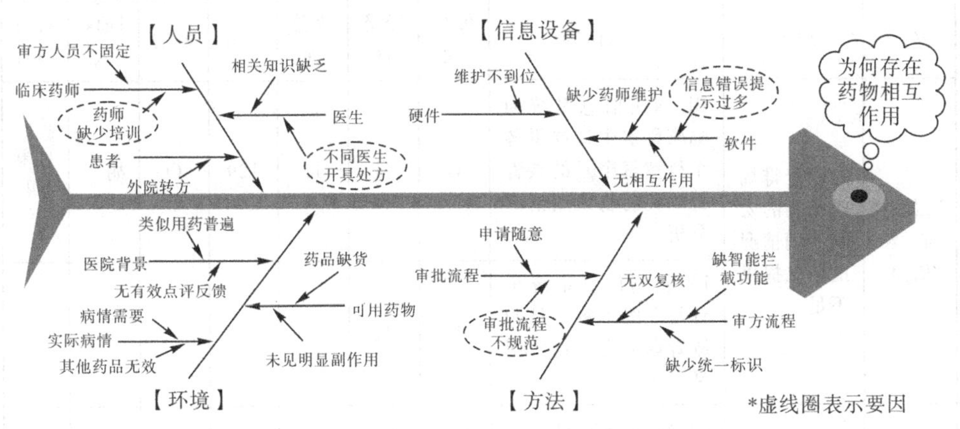

图 3-5 存在相互作用问题的鱼骨图分析

最终，造成适应证不符的主要原因被确认为培训不足、缺少必要信息、非前置拦截、缺少药敏结果；而存在药物相互作用的主要原因被确认为药师缺少培训、不同医生开具处方、信息错误提示过多、审批流程不规范。

(五)选择可改进的流程(select,S)

全体成员就要因拟定对策，并按可行性、经济性、效益性等对各个对策进行评价(见表 3-1 至表 3-2)。评价方式：优，5 分；中，3 分；差，1 分。共 13 人参加评分。合并同类项后，共确定 4 个对策群组。

表 3-1 适应证不符问题的对策拟定

要因	说明	对策措施	可行性	经济性	效益性	总分	采纳	提议人	对策编号
A. 培训不足	临床医生对碳青霉烯类药物的适应证认识不足	A1. 通过临床药师对碳青霉烯类药物进行药学会诊	51	41	39	131	O	李×	对策一
		A2. 对碳青霉烯类药物进行专项点评	59	49	47	155	O	李×	对策三
		A3. 根据具体科室使用情况，到相应病房进行点评结果的反馈和宣传	43	39	31	113	O	汤×	对策三

续表

要因	说明	对策措施	可行性	经济性	效益性	总分	采纳	提议人	对策编号
B. 缺少必要信息	对碳青霉烯类药物的宏观使用情况的信息提供不足	B1. 利用信息系统为临床科室主任提供各个科室每个月的碳青霉烯类药物使用情况分析	47	41	41	129	O	胡×	对策四
		B2. 利用信息系统统计每个医生每个月的碳青霉烯类药物使用情况	23	31	23	77	×		
C. 无前置审方拦截	计算机审方系统未进行提前拦截	C1. 审方系统对电子病历系统上显示适应证进行抓取，并自动拦截适应证不符的患者的医嘱	21	29	31	81	×		
		C2. 审方系统对药敏结果不适宜使用碳青霉烯类药物的医嘱进行自动拦截	23	21	19	63	×		
D. 缺少药敏结果	审方系统未显示药敏结果，导致审方药师审方难度加大	D1. 审方系统端利用计算机抓取培养阳性标本的细菌的药敏结果	31	35	29	95	×		
		D2. 医生开具医嘱时自动提示培养阳性标本的细菌的药敏结果	19	21	29	69	×		

表 3-2　存在药物相互作用问题的对策拟定

要因	说明	对策措施	可行性	经济性	效益性	总分	采纳	提议人	对策编号
A. 药师缺少培训	药师对碳青霉烯类药物的相互作用掌握不足	A1. 对审方药师进行碳青霉烯类药物点评培训	55	45	53	153	O	徐×	对策三
		A2. 药师参与碳青霉烯类特殊使用级药品的使用会诊	49	33	39	121	O	陈×	对策一

续表

要因	说明	对策措施	可行性	经济性	效益性	总分	采纳	提议人	对策编号
B. 信息错误提示过多	信息系统无效提示过多，导致有效信息淹没	B1. 对全院所有药品的5级、8级信息提示进行重整与修改	13	27	15	55	×		
		B2. 对碳青霉烯类药品相互作用的提示字体进行颜色修改	23	25	31	79	×		
C. 审批流程不规范	审批流程流于形式，操作不规范	C1. 设立碳青霉烯类药物到量审批系统	45	39	51	135	O	阳×	对策二
		C2. 开展碳青霉烯类药物的药学会诊	37	43	49	129	O	孔×	对策一
D. 不同医生开具处方	不同医生开具医嘱的药物之间存在相互作用	D1. 对后录入的医嘱存在的相互作用进行计算机系统的提示	21	27	19	67	×		
		D2. 对开具碳青霉烯类药物的医生加强培训	41	49	53	143	O	董×	对策三

(六)计划(plan，P)

可改进的流程和对应措施汇总见表3-3。

表3-3 可改进的流程和对应措施汇总

对策编号	针对的要因	对策名称	实施时间	负责人	实施者	实施范围	质量下衡量要素
一	碳青霉烯类药物使用前合理性评价不足	开展碳青霉烯类药物药学会诊工作	2018年9月1日—12月31日	李×、汤×	药学部、院感科	全院	药学会诊驳回率
二	临床碳青霉烯类药物使用申请较随意	设立碳青霉烯类药物到量审批系统	2018年8月1日—12月31日	陈×	医务部、信息中心	全院	申请数量及驳回率
三	临床医生不了解合理使用碳青霉烯类药物的相关要求	强化碳青霉烯类药物专项点评和宣教工作	2018年7月1日—11月30日	李×、胡×	药学部	全院	用药不合理率
四	科室主任无法及时便利地了解科室碳青霉烯类药物使用情况	利用信息系统为临床科室主任提供碳青霉烯类药物实时使用情况分析	2018年9月17日—12月31日	陈×	医务部、信息中心	临床科主任	科室使用强度

(七)实施(do,D)

1.对策一:开展碳青霉烯类药物药学会诊工作

对策内容:①开展碳青霉烯类药物使用前的药学会诊工作;②加强药学会诊时与临床医生的沟通,强化合理使用碳青霉烯类药物的宣教。

效果与处置:碳青霉烯类药物使用前的药学会诊工作以骨科为试点科室,取得显著效果,逐步推广到更多的外科临床科室以及部分内科临床科室。

2.对策二:设立碳青霉烯类药物到量审批系统

对策内容:①设立碳青霉烯类药物到量审批系统;②严格区分必需和非必需的使用需求,完善监管路程。

效果与处置:作为医院碳青霉烯类药物使用的一个常规审批流程,并考虑可进一步扩大到对所有重点监控类药品用药申请的审批。

3.对策三:强化碳青霉烯类药物专项点评和宣教工作

对策内容:①持续推进点评工作的实施,并将相关结果挂网公布;②与用药较多科室进行面对面的宣教与交流。

效果与处置:①将碳青霉烯类药物点评工作作为药学部的常设点评工作,为临床科室合理用药提供有效数据反馈,可帮助临床有针对性地采取干预措施;②针对临床的宣教工作也为临床提供了科学有效的用药信息。

4.对策四:利用信息系统为临床科室主任提供实时使用情况数据分析

对策内容:为临床科室主任建立科室实时用药数据分析系统,帮助及时掌握科室用药情况,并有针对性地加以干预。

效果与处置:①以肝胆外科为例,三季度各种碳青霉烯类药物的使用强度均有所降低;②科室药物使用信息查询系统为临床科室主任提供了数据支持,可有针对性地开展干预措施,这也作为药学部为临床科室提供的服务项目。

(八)检查(check,C)

1.有形成果

(1)改善前后数据对比

项目开展后,某医院碳青霉烯类药物不合理使用强度从改善前的2.54降低至改善后的1.00。同时,该医院碳青霉烯类抗菌药物总体的使用强度从改善前的6.45逐步降低至改善后的4.92,下降了23.72%。

目标达标率=(改善后-改善前)/(目标值-改善前)×100%

=(1.00-2.54)/(0.93-2.54)×100%= 92.07%

改善前后碳青霉烯类药物"适应证不符合"和"存在药物相互作用"所致不合理使用强度分别下降了 55.27%和 59.35%，改善效果显著。

(2)改善医院碳青霉烯类药物细菌耐药状况

通过本项目的开展，我们分析了碳青霉烯类药物消耗与碳青霉烯类药物耐药革兰氏阴性杆菌检出率的相关性。结果发现，碳青霉烯类耐药肺炎克雷伯菌和鲍曼不动杆菌的检出率与碳青霉烯类抗菌药物使用强度呈正相关。随着碳青霉烯类药物使用强度的下降，碳青霉烯类耐药肺炎克雷伯菌和鲍曼不动杆菌的检出率分别由 51.93%和 89.21%下降至改善后的 32.94%和 60.66%。

(3)制度标准化

将碳青霉烯类抗菌药物使用相关流程要求写入医院抗菌药物临床管理和使用制度。

2.无形成果

通过本项目的实施，除取得一系列有形成果外，小组成员还熟练掌握了 FOCUS-PDCA 工具的使用，并在工作责任感、解决问题的能力、团队凝聚力等方面有了显著的进步。

(九)处理(action，A)

经由效果确认，该项目所采用对策为有效对策。开展碳青霉烯类药物药学会诊工作；设立碳青霉烯类药物到量审批系统；强化碳青霉烯类药物专项点评和宣教工作；利用信息系统为临床科室主任提供碳青霉烯类药物实时使用情况分析。将以上措施作为医院碳青霉烯类药物管理的常规措施，并将相关内容增加到医院碳青霉烯类药物临床使用管理流程中(见图 3-6)，期望能获得持续的改善效益。

三、案例总结

1.抗菌药物的管理一直是医院临床管理工作的重点，也是难点所在。本项目通过 FOCUS-PDCA，精准地找出产生问题的主要原因，从而有针对性地制定对策并实施，达到了预期的改善目标，真正解决抗菌药物临床管理中的实际问题，成效显著，值得推广。

2.FOCUS-PDCA 与品管圈一样，脱胎于 PDCA 循环，因此无论是在步骤上，还是在手法运用上，都有很多相似之处。相对而言，品管圈的逻辑性更强，而 FOCUS-PDCA 更为灵活，在工作中可根据实际情况选用。

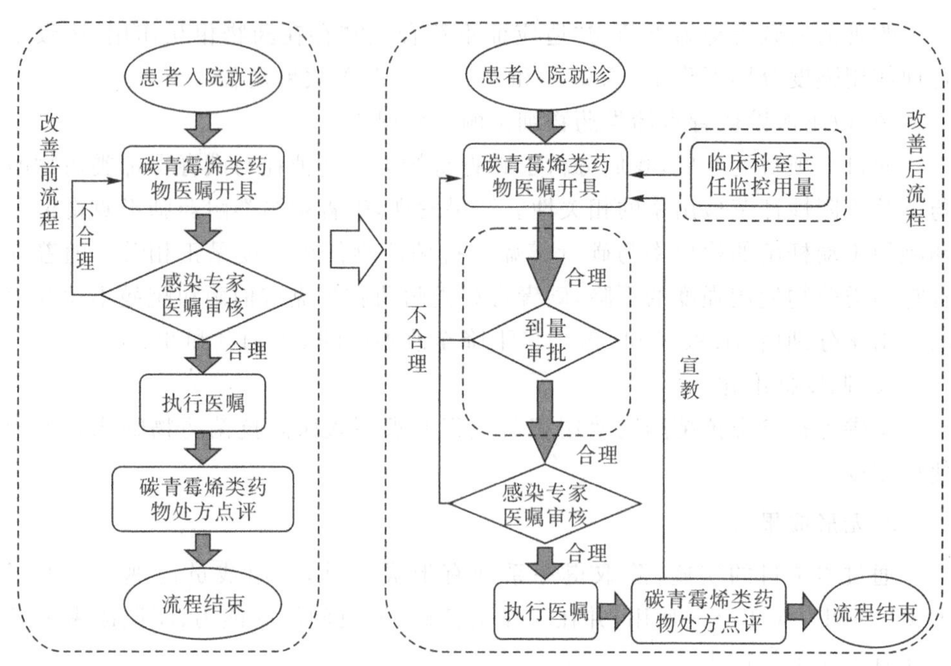
改善前流程
患者入院就诊
碳青霉烯类药物医嘱开具
不合理
感染专家医嘱审核
合理
执行医嘱
碳青霉烯类药物处方点评
流程结束
改善后流程
患者入院就诊
碳青霉烯类药物医嘱开具
临床科室主任监控用量
合理
到量审批
不合理
宣教
合理
感染专家医嘱审核
合理
执行医嘱
碳青霉烯类药物处方点评
流程结束

图 3-6　流程改进

第四章 质量功能展开(QFD)

第一节 QFD 工具介绍

一、名词解释

质量功能展开(quality function deployment,QFD)是一种利用矩阵将生产各项经济技术指标对产品质量的影响进行量化分析,从而将市场对产品的质量需求转换为相关的技术需求和管理需求的方法;是一种在产品开发过程中最大限度地满足顾客需求的系统化、顾客驱动式的质量保证与改进方法。其核心思想就是将顾客需求转换成产品或服务的质量要素。

二、工具作用

QFD 是一种系统性的决策技术,体现了以市场为导向,以顾客要求为产品开发唯一依据的指导思想。它是开展质量策划的先导步骤,可以确定产品研制的关键环节、关键零部件和关键工艺,从而为稳定性优化设计的具体实施指明方向,确定对象。它使产品的全部研制活动与满足顾客的要求紧密联系,从而增强产品的市场竞争能力,保证产品开发一次性成功。

QFD 是实践全面质量管理的一个重要工具,可用来引导其他质量工具或方法的有效使用。例如统计过程控制(statistical process control,SPC)、试验设计(design of experiment,DOE)方法、失效模式和影响分析(FMEA)方法等,有助于制造企业规划这些质量保证方法的有效应用。

QFD 的优势:

(1)积极寻求顾客明确告知的需求、努力发掘顾客未明言的需求,最大限度地为顾客带来最有价值的质量。

(2)把产品开发整个过程集中于以顾客需求为主的目标上,可较大限度地提高顾客对产品的满意度。

(3)缩短产品开发周期。

(4)降低工程、制造和服务的成本。

三、实施步骤

1.质量屋结构

质量屋是一种直观的矩阵框架表达形式,是实现将顾客需求转化成质量需求的工具。质量屋的结构如图 4-1 所示。

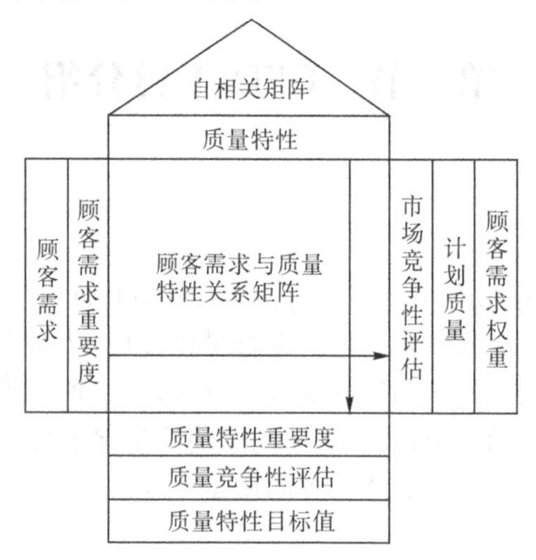

图 4-1　质量屋结构

质量屋主要由以下几个矩阵组成。

(1)左墙:WHATS 输入项矩阵。表示需求是什么,包含顾客需求和顾客需求重要度。

(2)天花板:HOWS 矩阵。表示针对需求要如何去做,是质量特性,由顾客需求转换得到的可执行、可衡量的质量要求或方法。

(3)房间:相关关系矩阵。表示顾客需求与质量特性之间的关系。

(4)屋顶:HOWS 的相互关系矩阵。表示各项质量特性间的相互关系。

(5)右墙:评价矩阵。表示评价产品的市场竞争力,包含对应顾客需求对本企业产品和竞争企业产品的评价;顾客对本企业当前产品或服务的满意度;本企业产品改进后希望达到的顾客满意程度。

(6)地下室:HOWS 输出项矩阵。表示技术成本评价等情况,包含质量特性重要度、技术竞争性评估以及目标值确定,用来确定应优先配置的项目。

通过上述组成建立质量屋的基本框架,输入信息,通过定性和定量分析得到输出信息,从而实现一种需求转换,即完成从“需求什么”到“如何去做”的转换。

2.构建质量屋

根据上述对质量屋结构的介绍,展开说明。质量屋构建流程如图4-2所示。

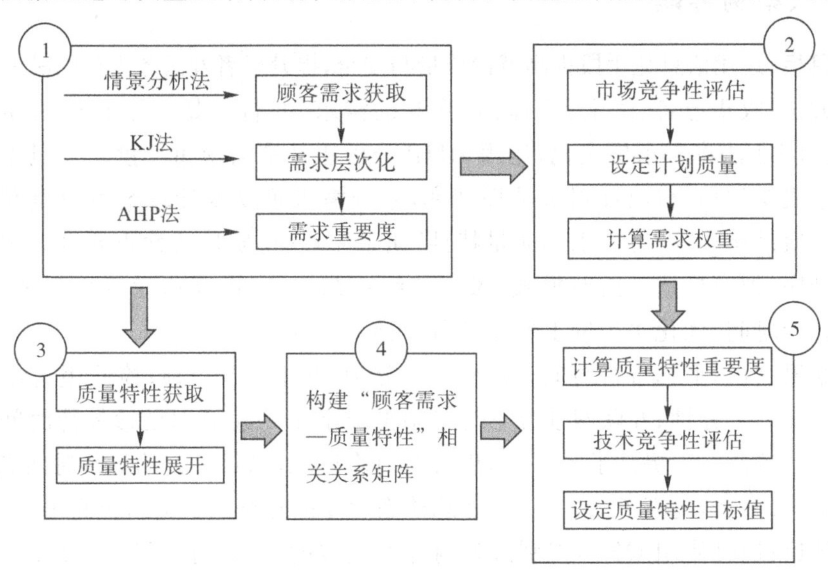

图4-2　质量屋构建流程

三、适用范围

目前,QFD被广泛应用于产品设计开发、产品生产、质量改进、计划、管理等方面。将QFD应用于医疗领域,将患者及相关方需求传递和落实到医护过程中,实现医院医疗服务创新,致力于防控医疗质量安全风险,提升高患者及相关方满意度。

四、注意事项

QFD将顾客需求作为产品设计开发的唯一依据,因此要准确把握顾客需求获得方法及调研数据。在现代快节奏社会中,顾客需求和想法瞬息万变,要注意顺应和把握。

第二节　案例分享——基于QFD的门诊线下联动云上就医模式构建

一、案例导读

目标：运用信息化手段提高就诊质量与安全，提升患者及医务人员的满意度。

方法：收集患者、医生、药师、质管等的需求，并将原始需求整理成质量需求，通过KJ法将需求层次化，运用AHP分析法计算需求重要度。通过本组织和竞争组织评估，得出计划水平提高率，结合需求重要度计算绝对权重和相对权重。通过构建“顾客需求—质量特性”质量屋，获得质量要素重要度。根据重要度排序，拟定构建就医新模式、做好持续追踪服务、提高诊疗过程安全、缩短患者就诊时间、优化医生网上看诊流程等措施并实施。

结果：就诊平均等待时间，线下＜30分钟，线上＜5分钟；检验报告出具平均时间66.52分钟；互联网处方不合格率下降至4%；患者对就诊等待时间满意度提升至90.50%，提高了5.53%；患者对门诊与5G云诊室就诊等待时间满意度提升至97.50%，提高了7.73%；患者总体满意度提升至92.93%，提高了2.06%。

结论：通过使用QFD，识别医院内外部顾客的需求。探索线上诊疗新就医模式，通过线上线下联动就医方式，满足不同患者的需求，缩短了患者就诊等待时间，提升了医院运营效率，提高了患者满意度。

二、案例介绍

（一）项目背景

2018年7月12日，国家卫健委发布《关于深入开展“互联网＋医疗健康”便民惠民活动的通知》，明确加快推进智慧医院建设，运用互联网信息技术，改造优化诊疗流程，贯通诊前、诊中、诊后各环节，改善患者就医体验……共同指向的是提高医疗领域效率和便捷性。2019年1月16日，国务院办公厅4号文件《关于加强三级公立医院绩效考核工作的意见》指出，为进一步深化公立医院改革，推进现代化医院管理制度建设，坚持公益性为导向，以满足人民群众健康需求为出发点和立足点，提高医疗服务能力和运行效率。《中共中央　国务院关于深化医药卫生体制改革的意见》支持慢性病日常管理由基层医院负责。国家卫生健康委、国家中医药管理局《关于开展城市医疗联合体建设试点工作的

通知》(国卫医函〔2019〕125号文件)指出，推进城市医联体建设，打造优质高效的医疗卫生服务体系。

(二)需求收集

通过收集门诊患者及其家属、门诊医生、药学人员及医院管理人员的需求，我们看到普遍存在患者对基层医院信任度低、基层医院药品目录不全等问题，慢性病患者需求得到无法满足，大型综合医院“因药就医”现象非常普遍，患者知晓的就诊方式单一，慢性病占据宝贵的线下资源，患者就医满意度低。

(三)运用QFD识别质量改进要素

1.左墙——获取顾客需求

包括：①顾客界定，包括就诊患者及其家属、医生、药学人员、质管人员。②通过现场需求调查和访谈罗列顾客需求。

(1)需求原始数据转化表

就诊患者及其家属需求见表4-1。医生需求见表4-2。药学人员、质管人员需求见表4-3。

表4-1 就诊患者及其家属需求

原始数据	需求项目	质量需求
不知道这个医生技术好不好	医生专业技术高	医生准确的诊断和合理治疗
是不是这个药/检查，吃法/检查结果对不对	就医全程无差错（诊断、检验、检查、用药、治疗）	各环节信息化管控
有没有停车位	有车位，停车便捷	提高院内停车便捷性
轮椅有没有得借	可提供轮椅	便民服务周全
就配点药还要特地来一趟医院	配药流程简化	可线上配药
来看一次病不容易，排队2小时	到医院就可以看病	缩短就诊等待时间，就诊各环节流程顺畅
跑来跑去找不到做磁共振、肌电图的地方	可以快捷找到就诊、检查的地方	尽快找到下一站就诊地点
有些小毛病可不可以不来医院，找个医生问问就好	常见小病可以不来医院就得到诊治	线上有常见病咨询问诊服务
医生说的我都能听懂吗？我说的他能理解吗	能与医生顺畅沟通交流	培训医护人员沟通技能

续表

原始数据	需求项目	质量需求
自助机不会用,挂号都不会	有足够的自助机服务人员提供耐心解释和引导服务	合理安排志愿服务人员
为了取报告,我还要再来一趟医院	取报告可以不用来医院	提供线上检查、检验结果全浏览
疾病相关的知识还不太懂	有健康知识的指导	提供健康教育(用药、饮食、康复、检查指导)
年纪大了,跑不动医院,有上门服务项目吗	有上门医疗护理服务	针对特殊人群需求提供上门医疗护理服务

表 4-2 医生需求

原始数据	需求项目	质量需求
全科门诊有很多慢性病配药患者或家属	分流只配药的患者或家属	减少门诊诊间慢性病配药人数
网上复诊和诊间系统无法同时打开使用	两个系统切换自如	信息界面同时共享更顺畅
网上药品目录不全	动态维护药品目录	在合理范围内做全目录
年纪大的患者沟通困难	与患者良好沟通	就医过程清晰,患者理解

表 4-3 药学人员、质管人员需求

原始数据	需求项目	质量特性
处方规范性要有效管控	不规范处方有信息化管控	不合格处方有拦截提醒(包括诊断不符的处方)
医生对线上诊疗的患者全面评估	线上诊疗患者评估规范	有结构化评估模板使评估更全面
有后期患者随访,了解患者近况	能动态评估患者近况	构建智能随访系统

(2)通过 KJ 法将顾客需求层次化

见表 4-4。

表 4-4 顾客需求层次

一级指标	二级指标	三级指标
就诊过程安全有保障	提高医生诊治准确性	医生准确的诊断和合理治疗
	就医全程无差错(诊断、检验、检查、用药、治疗)	信息化各个环节管控
		不合格处方有拦截提醒(包括诊断不符的处方)

续表

一级指标	二级指标	三级指标
线下就诊更高效	院内配套服务更方便	提高院内停车便捷性
		提供多举措便民服务
		合理安排志愿服务人员
	快捷找到目标地点	有院内导航、清晰路径标识
	缩短就诊等候时间	减少门诊诊间慢性病配药人数
		就诊各环节流程顺畅
线上就诊更便捷	网上就诊更便捷	可线上配药
		线上有常见病咨询问诊服务
		提供线上检查、检验结果全浏览
		特殊人群需求的上门医疗护理服务
	网上诊疗系统更便捷	信息界面同时共享更顺畅
		线上药品目录动态维护
		线上诊疗网络流畅
就诊沟通更顺畅	提高医护人员沟通技能	就医过程清晰、患者理解
		培训医护人员沟通技能
连续性就诊更安心	能动态评估患者近况	构建智能随访系统
	下次就诊预约	提供多平台预约模式，方便下一次就诊
	提供疾病相关健康教育(用药、饮食、康复、检查指导等)	建立线上指导平台

2.右墙——计算相对权重

(1)现场开展顾客需求问卷调查，共调查问卷64份，去除无效问卷3份，问卷回收率96.83%；同时，根据三级甲等医院医疗资源重点分布，选取10名患者和10名门诊医生进行半结构式访谈。

(2)通过AHP法计算顾客需求重要度(见图4-3)。

(3)顾客需求质量规划表见表4-5。

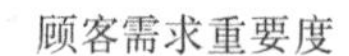

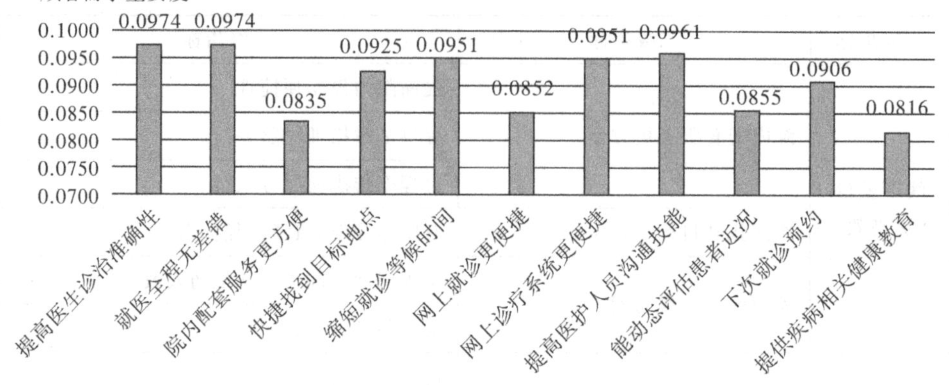

图 4-3 顾客需求重要度

表 4-5 顾客需求质量规划表

	顾客需求重要度	本医院质量	同级别医院质量	计划质量	计划水平上升率	绝对重要度	顾客需求相对权重
提高医生诊治准确性	0.0974	4	4	5	1.25	0.1217	15.9171
就医全程无差错(诊断、检验、检查、用药、治疗)	0.0974	4	4	5	1.25	0.1217	15.9171
院内配套服务更方便	0.0835	3	5	5	1.67	0.1392	18.2110
快捷找到目标地点	0.0925	3	5	5	1.67	0.1542	20.1722
缩短就诊等候时间	0.0951	4	4	5	1.25	0.1189	15.5694
网上就诊更便捷	0.0852	4	5	5	1.25	0.1064	13.9209
网上诊疗系统更便捷	0.0951	3	5	5	1.67	0.1586	20.7395
提高医护人员沟通技能	0.0961	3	4	5	1.67	0.1601	20.9426
能动态评估患者近况	0.0855	3	5	5	1.67	0.1425	18.6312
下次就诊预约	0.0906	4	5	5	1.25	0.1133	14.8139
提供疾病相关健康教育(用药、饮食、健康、检查指导等)	0.0816	4	5	5	1.25	0.1020	13.3431

3. 构建质量屋

构建质量屋见表 4-6。

表 4-6　质量屋的构建

顾客需求		需求重要度	质量特性							竞争性评估		计划质量		需求权重	
			诊疗过程安全	院内非医疗服务更便捷	就诊等待时间短	构建就医新模式	网上看诊更便捷	提高医护沟通技能	持续追踪服务	本医院质量	竞争对手质量	计划质量	计划水平上升率	绝对重要度	顾客需求相对权重
就诊过程安全有保障	提高医生诊治准确性	0.0974	9			3		3		4	4	5	1.250	0.122	15.917
	就医全程无差错(诊断、检验、检查、用药、治疗)	0.0974	9		3	9	1	3	3	4	4	5	1.250	0.122	15.917
线下就诊更高效	院内配套服务更方便	0.0835		3	3					3	5	5	1.667	0.139	18.211
	快捷找到目标地点	0.0925	3	3	3			1		3	5	5	1.667	0.154	20.172
	缩短就诊等候时间	0.0951	3	3	9	9	1		3	4	4	5	1.250	0.119	15.549
线上就诊更便捷	网上就诊更便捷	0.0852			3	9	3	1		4	5	5	1.250	0.106	13.921
	网上诊疗系统更便捷	0.0951			3	9	9		3	3	5	5	1.667	0.159	20.740
就诊沟通更顺畅	提高医护人员沟通技能	0.0961	3	1	1	3	3	9	3	3	4	5	1.667	0.160	20.943
连续性就诊更安心	能动态评估患者近况	0.0855	1			9	3	3	9	3	5	5	1.667	0.142	18.631
	下次就诊预约	0.0906		3	3	3	3		3	4	5	5	1.250	0.113	14.814
	提供疾病相关健康教育(用药、饮食、康复、检查指导等)	0.0816	1				3	3	9	4	5	5	1.250	0.102	13.343
质量要素重要度			488.47	227.18	472.21	917.84	463.08	414.00	551.66						

4.按照质量要素重要度找出改进重点

按照质量要素重要度找出改进重点(见图4-4)。

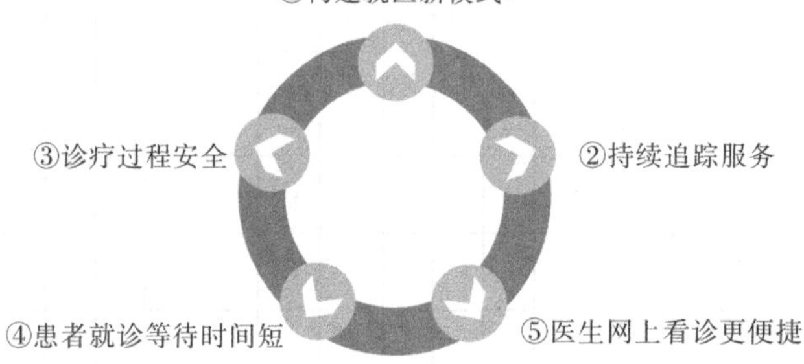

图4-4　改进重点

(四)对策拟定与实施

1.针对门诊不同顾客需求构建就医新模式

针对门诊不同顾客需求构建就医新模式见图4-5。

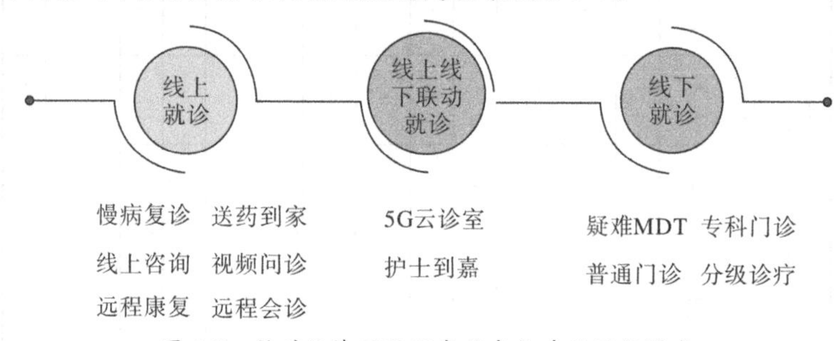

图4-5　针对门诊不同顾客需求构建就医新模式

(1)线上就诊

开发网上就诊系统。优化网上就诊平台(医院微信公众号,智慧医院模块),集聚智能导诊、预约挂号、线上检验检查查询、线上常见病咨询问诊服务、常见病及慢性病复诊等。智能导诊系统嵌入临床辅助决策,患者输入基本信息后,通过结构化勾选不适部位→选择症状→细化症状问题→罗列可能疾病,可引导患者线上挂号,顺畅就医流程。

(2)线上线下联动就诊

1)建立并推广5G云诊室。开展"无人诊室"项目,通过刷脸识别、健康医保卡融合、云端大数据等互联网+技术,形成线上线下医疗卫生、医疗保障服务闭环,极大地缩短患者的就诊时间,改善患者就医体验(见图4-6)。同时,医生碎片化时间看诊,可加快医疗资源的高效利用。2020年3月,启动5G视频问诊,将互联网+医疗深度延伸;并将5G云诊室模式逐步向基层医联体单位推广，通过联合区域内的二级医院、基层医疗机构，实现区域内患者复诊、就近取药及持续性的慢性病管理，形成区域慢性病管理中心，推动“信息多跑路、患者少跑腿，信息跑得快、患者少等待”的智慧医疗新时代。

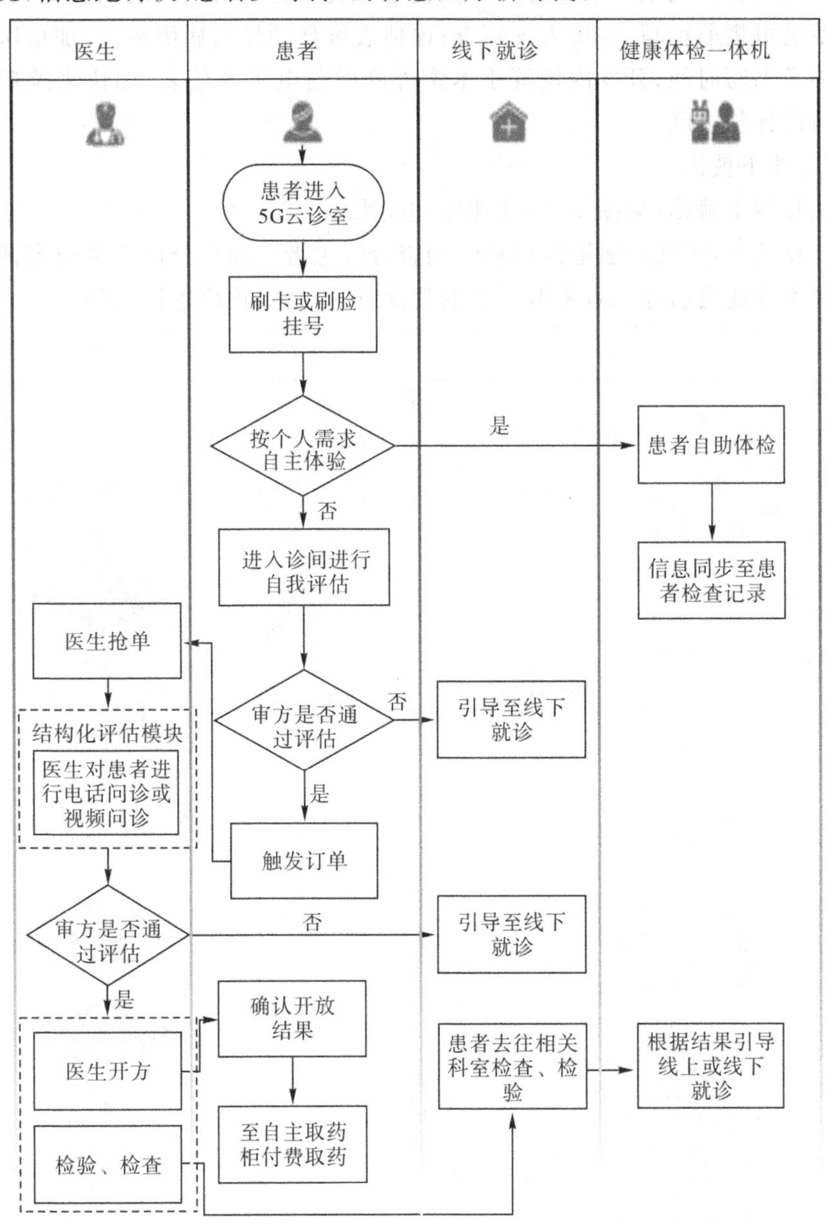

图 4-6　5G 云诊室患者就诊示意

2)开展“护士到嘉”服务。“护士到嘉”服务响应“互联网＋护理服务”满足基层群众需求，线上预约，线下上门服务，真正实现了让患者“不用跑”的目标。

目前，“护士到嘉”平台可提供静脉采血、PICC 护理、伤口造口、生命体征监测、床边血糖监测、坠积性肺炎预防、腹透护理、康复护理等多项服务。

3)患者自评线上线下结合。开发新冠肺炎流行病学调查的线上评估表，患者来院前可提前填写，加快入院筛查；评估表可自动导入病历系统，加快医生问诊评估及书写时间；开发内镜等手术室外麻醉前电子评估表，加快来院后麻醉医师再次评估进度。

(3)线下就诊

优化线下就诊(见图 4-7)，让速度跑起来。

1)疫情下，实现双通道流行病学调查分流患者。预检分诊人员根据评估结果选择不同通道引导患者采取适合的就诊方式，缩短预检等待时间。

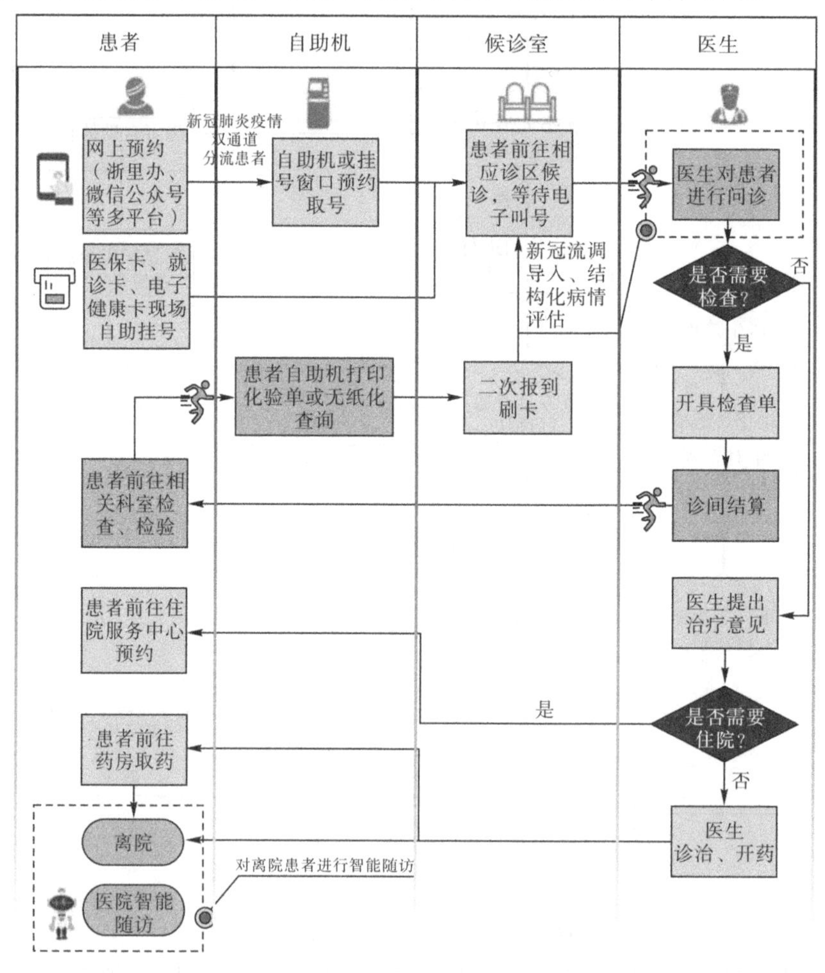

图 4-7 线下就诊流程示意

2)加快线下就诊速度。实现诊间结算,缩短患者缴费等待时间;检验大提速,缩短患者报告等待时间。

2.创建持续服务新举措

(1)构建人工智能随访系统:制作看诊后随访模板,进行人工智能语音话术录制,经2周时间随访测试和机器人训练后推出智能随访服务。前期可进行治疗性随访,后续将推出管理性、关怀性和科研性随访等多种形式智能随访服务。持续随访是对患者就诊的跟踪服务,保障患者安全,提升医疗安全;并且,人工智能随访语音亲切、自然,与真实医护人员声音、语调几乎一模一样,可以提升患者感受度,同时减轻医护人员工作量。

(2)建立"云上康复"平台:我院与澳大利亚墨尔本皇家理工大学合作开发了物联网远程居家康复系统,可在线指导患者,使其在居家隔离的同时进行复健运动,实现康复患者门诊云复诊,这也是省内首创项目。

3.信息化管控诊疗过程更安全

(1)结构化评估模板使评估更快速、全面:建立慢性病结构化评估模板(患者自评版及医生评估版),保证患者评估质量。

(2)信息化拦截不合理处方:实现事中、事后处方管控,对线上、线下的电子处方均开展点评,完善互联网医院医生处方开具范围,规范9种慢性病诊断,同时对互联网医院医生加强培训,保障处方质量。

4.进一步缩短就诊等待时间

(1)在自助服务机标注及人工咨询时分流慢性病转方患者,将慢性病转方患者引导至线上诊室或无人诊室,缓解诊室就诊压力。

(2)加快检验运行效率。检验科在保证检测质量的同时,优化检测流程,采取一系列措施,开启新一轮"检验大提速",包括:增加生化、免疫单机;增开窗口,缩短检测排队时间;调整检验人员配置,专职人员进行门诊生化检测;专配护工每15分钟护送一次标本,加快标本运送速度;对于报告出具时间向患者做出时间承诺等。

5.畅通医生网上看诊途径

(1)优化互联网诊疗系统:对有资质医生进行医生端操作指南培训。

(2)定期维护线上药品目录:医务科、药学部制定定期维护规则,保证线上诊疗顺畅。

(3)线上诊疗网络维护:对医生端设备、患者微信端,配置专人定期测试,保证网络稳定性。

(五)效果确认

1.就诊平均等待时间缩短

(1)目前,我院线下就诊平均等待时间<30分钟,抽查2020年2月25－29日全科门诊与线上就诊各时段平均等待时间,即使是在高峰时间段,就诊平均等待时间也控制在27.25～35.21分钟。但实际上,会有部分患者比预约时间提前来院就诊,因而线下患者等待时间实际远不止30分钟。通过本项目的改进,以线上结合线下方式,通过增设5G云诊室,目前可以让慢性病患者实现从挂号到就诊的平均时间在4～5分钟,逐步向"零等待"目标进发。同时,合理分流患者也进一步保证医疗资源合理有效利用,缩短线下就诊等候时间(见图4-8)。

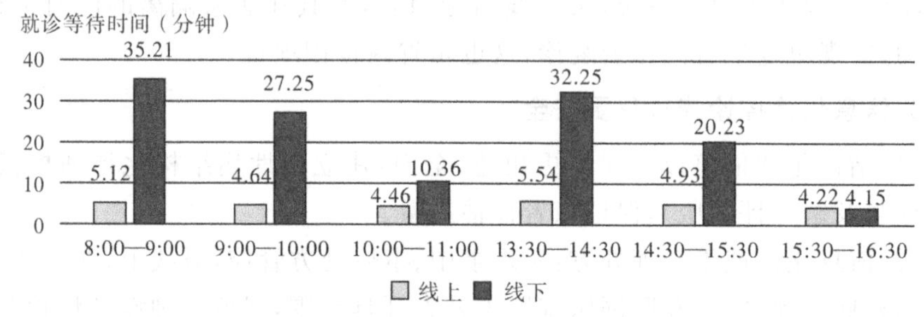

图4-8 改善前后就诊等待时间对比

(2)检验速率大提升。门诊生化、肿瘤等12大检测项目在承诺时间内(肿瘤检测项目3小时,其余项目2小时)的报告率显著上升。改善前,检验报告承诺时间内报告率平均为26.75%(706/2639);改善后,2020年1－2月门诊生化、肿瘤报告2656份,总体承诺时间内报告率提升至86.75%(2304/2656)。门诊检测项目报告平均时间大幅缩短,检测报告平均提速约66.52分钟,见图4-9。

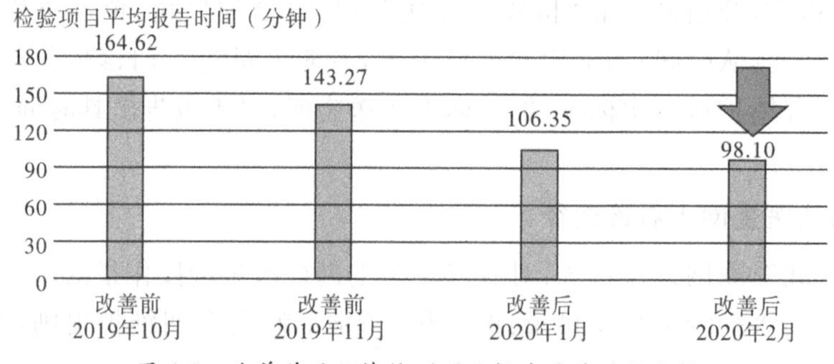

图4-9 改善前后门诊检测项目报告平均时间比较

2.互联网处方质量提升

(1)改善前(2019年11月),互联网处方不合格率为14.9%(11/74)。改善后,互联网处方不合格率明显下降:2020 年 2 月,互联网处方不合格率为 4.0%(10/250);2020 年 3 月,维持效果良好,处方不合格率继续呈下降趋势,为3.5%(12/342),见图 4-10。

(2)通过严格管控,改善期间和维持期间的不合格处方拦截数量逐步下降。

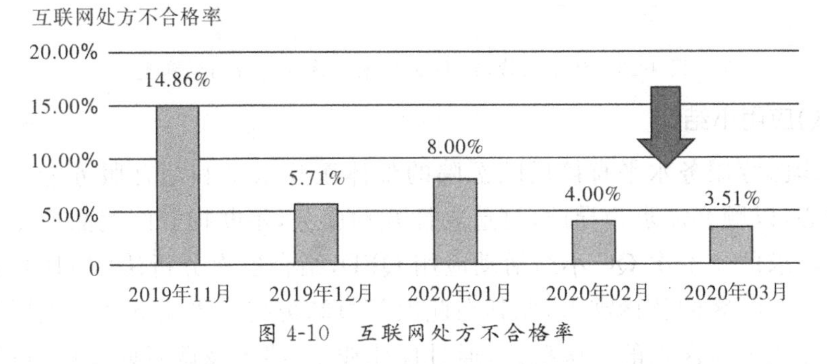

图 4-10　互联网处方不合格率

3.门诊患者满意度(总体满意度、就诊等待时间满意度)提升

(1)通过以上系列改善,即使在疫情下,门诊就诊也有序进行。2020 年第一季度,共调查 402 人次,总体满意度达 93.13 分,见图 4-11。

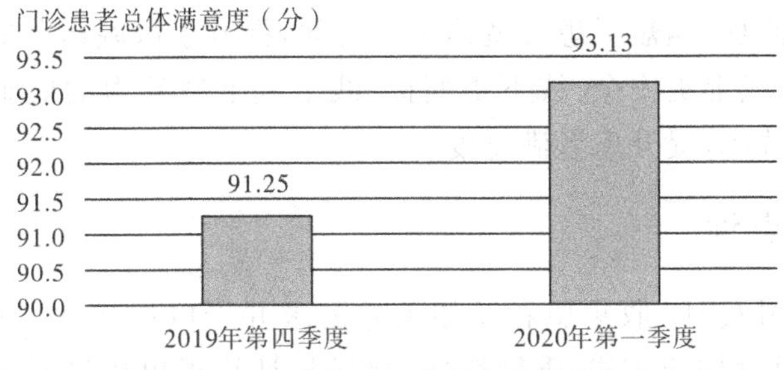

图 4-11　改善前后门诊患者总体满意度

(2)对 2020 年 2 月 15—21 日 5G 云诊室慢性病复诊和门诊各 50 位就诊患者的就诊等待时间进行满意度调查,结果显示,患者对线下门诊联动 5G 云诊室的就诊新模式非常认可,满意度达 97.50 分,门诊患者就诊等待时间满意度也较前提升,见图 4-12 和图 4-13。

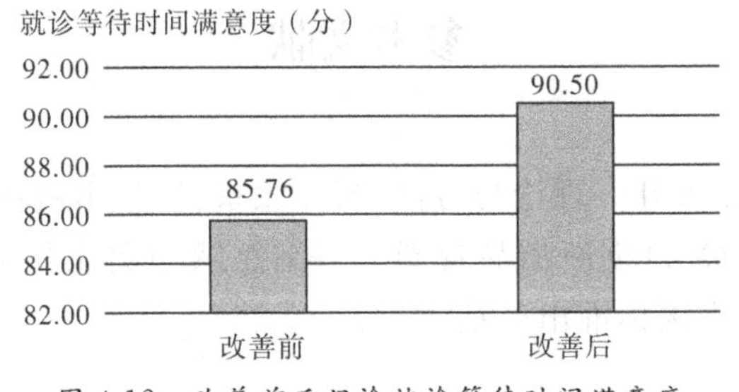

图 4-12　改善前后门诊就诊等待时间满意度

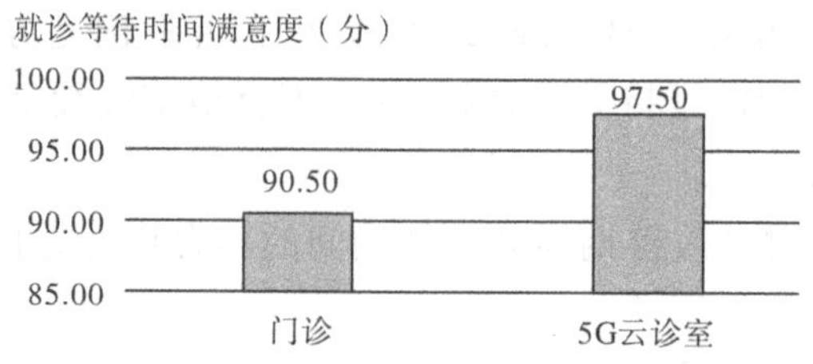

图4-13 线下门诊与5G云诊室就诊等待时间满意度

（六）应用小结

门诊医疗服务水平直接反映医院的整体医疗水平和综合服务能力。以患者为中心，以顾客需求为导向，打造黏性互动服务，不断提升医院品质是我们一直孜孜以求的。本次QC小组活动应用QFD，结合层次分析法（AHP），识别出医院内外部顾客的就诊需求，尤其在此次新冠肺炎疫情影响下，"云上"战疫、线上诊疗也成为新探索的就医模式，通过优化线上、线下及两者联动的就医方式，满足不同患者的需求。用药咨询线上答疑、线上问诊、上门护理、慢性病患者"云"上管理、康复居家"面对面"诊疗、评估前置、检验提速助力线下就诊，我院在省内率先将5G技术运用到医疗中，"云咨询、云评估、云复诊、云康复"，极大地畅通了就医流程，缩短了患者就诊等待时间，提升了医院运营效率，在百姓中广获赞誉；达到线上更安全、线下更便捷、线上线下齐发力的效果，提高医疗服务能力和运行效率，提升患者满意度。

三、案例点评

该项目运用QFD，收集患者及相关方需求并予以层次化，通过AHP计算需求重要度，通过构建需求-质量特性质量屋，计算得出质量要素重要度，制订相应的对策并实施，提高医院运营效率，提升患者满意度。其管理工具使用恰当，成效显著，值得推广。

参考文献

[1] 熊伟. 质量功能展开—理论与方法[M]. 北京：科学出版社，2013.
[2] 熊伟，刘庭芳. QFD创新型品管圈——满意感知实现与系统化创新的新模式[M]. 北京：中国标准出版社，2020.

第五章 根本原因分析(RCA)

第一节 RCA 工具介绍

一、名词解释

根本原因分析(root cause analysis,RCA)是一种结构化的问题处理法,通过协助组织找出作业流程中及系统设计上的风险或缺点,并采取相应的措施,预防不良事件的再次发生。在组织管理领域内,RCA 能够帮助利益相关者发现组织问题的症结,并找出根本性的解决方案。

自 1997 年,JACHO 引进了起源于美国并被航天、核能等行业广泛应用的 RCA,对医疗不安全事件进行回溯性失误分析。如今,RCA 已经成为不少医疗机构把控医院安全的重要抓手。

二、工具应用

1. 头脑风暴法

头脑风暴法是揭示所有可能原因和所有选择方案,并导出纠正措施的最有效的一种方法。

头脑风暴法规则:绝不批评任何一个想法;快速地写下每个想法并保持思维流畅;鼓励在他人意见的基础上提出想法;鼓励发散性的思考;将规则张贴在团队成员都能看得见的地方;指派一名记录员将各种想法写在纸上,要使讨论充满乐趣,即使某些不恰当的想法也可能引发他人想到一个有用的金点子。

2. 因果分析——WHY-WHY 图

因果分析是一种简单却有效的方法，通过层层分解原因找出导致一个问题不断发生的根本原因。其步骤主要有 4 个：选择问题，该问题为何出现，那些原因为何发生，找出最重要的原因（可能不止一个）。

WHY-WHY 图使用概述：

（1）确定问题或目标，把它写在图最左边的一个方框内，要确保所有成员都知道这个问题或目标。

（2）确定原因或任务，写在方框右边的分支上。

（3）继续阐明原因或任务，并在右边画上新的分支。

（4）重复上述步骤直至每个分支到达它的逻辑终点。

（5）检查树状图，确定是否需要增加其他信息或者在层次上是否有欠缺的地方。

（6）制订行动计划。

3. 因果图（鱼骨图）

因果图是描述一个结果和所有对它可能有影响的原因之间关系的一种方法，其步骤包括：定义问题，作图，描述所有相关的任务，复核图表，确定纠正行动。

（1）清楚地陈述问题或目标。

（2）确认 3～6 个主要的原因类别。

（3）运用头脑风暴法在每个类别下填写原因，并将每个原因联系到主要类别上。

（4）针对每个原因思考可能对其起作用的因素，把这些因素放在从原因出发的一条线上。

（5）讨论每个因素及其如何对某个原因起作用，将该信息列在原因旁。

（6）对最可能的原因达成一致，将它们圈出来，寻找那些重复出现的原因。

（7）同意将采取的步骤，以收集数据确认原因或通过采取纠正措施消除原因。

三、实施步骤

RCA 的核心理念为分析整个系统及过程，而非个人执行上的过错与责任，找出预防措施，制订可执行的计划，避免类似事件再次发生，从而营造一种安全文化。

其具体实施分为 4 个阶段。

第一阶段:组成团队、调查事件与确认问题

医院应针对发生的事件成立RCA工作小组,收集相关资料,还原事件经过并找出问题。根据事件的不同,RCA工作小组成员组成也有所不同。严重的不安全事件或警讯事件,RCA工作小组成员应包括相关流程的一线工作人员、RCA指导、具备事件相关专业知识且能够主导团队运作的主管等。RCA工作小组成员以4人为宜,最好不超过10人。与事件最直接的关系人,应慎重考虑是否将其纳入。而对于接近差错或轻微损害的不安全事件,可考虑由单人进行,如病区护士长或质控人员等。他们应具备独立调查的能力,有优秀的分析技巧,态度客观且受过RCA培训。

确认问题时,需问:出现何种问题、在何处发生、何时发生、如何发生及达到何种程度,并确认事件发生的先后顺序。

问题应简单明确,要说明做错了什么、造成了什么后果,而不是直接跳到为什么会发生,要避免在事实完全厘清之前就妄加推测。如果发生的事件与操作流程相关,那么就要评估事件发生时所执行的流程是否与规定流程一致。

事件相关资料的收集包括目击者的说明和观察资料、物证和书面文件等。最好在事件发生后尽快收集相关资料,以免淡忘重要细节。

第二阶段:找出直接原因

可以通过原因找寻工具,找出导致事件发生的直接原因。同时,需再次收集资料,以佐证直接原因,并且通过这些指标评价干预措施的效果。

找出直接原因后,应在第一时间采取针对性措施,以避免损害的扩大和不安全事件的再次发生,降低影响。直接原因的确定方法有鱼骨图、WHY-WHY图和推移法等。直接原因包括人文因素、设备因素、可控及不可控的外在环境和其他因素等。

第三阶段:确认根本原因

如何从众多直接原因中挖掘出根本原因?

要问3个问题:

1. 当这个原因不存在时,问题还会发生吗?
2. 如果这个原因被纠正或排除,问题还会因为相同因素而再次发生吗?
3. 在这个原因被纠正或排除以后,还会有类似事件发生吗?

如果答案为是,则该原因为直接原因;如果答案为否,则为根本原因。确认根本原因的关键在于能够清楚看出原因与结果的关系。但是要注意,对于人为因素和流程差异,应继续往上追溯原因。如流程执行失败,可以进一步探讨流程设计的合理性和严密性。

第四阶段：制订并执行改进计划

第四阶段为根据确认的根本原因和直接原因，制订可行的改进计划，并贯彻执行。同时，应设立若干指标，监测系统在改进计划实施前后的变化，以评价改进计划的效果。

四、适用范围

在医院，RCA 主要应用于以下事件。

1. 警讯事件，指个案非预期的死亡或非自然病程中永久性的功能丧失，或发生下列事件：院内感染，呼吸机相关死亡与损害，手术部位错误，治疗延迟，药物错误（发错药或用错药），特殊药物事件（精神类药物、麻醉药物、高浓度电解质等），造成严重后果的跌倒或坠床，血液或血液制品使用错误，院内自杀，输液泵故障，造成严重后果的患者约束事件等。

2. 造成严重后果的不安全事件，即严重度评估分级（severity assessment code，SAC）风险评估为一级或二级的事件。不安全事件的风险评估指采用严重度评估表（severity assessment code matrix），根据事件的严重程度和发生频度，把事件分为 1～4 级，1 级为最高风险级别，4 级为最低风险级别（见表 5-1）。

表 5-1 SAC 风险评估表

频率	结果				
	死亡	极重度伤害	重度伤害	中度伤害	无伤害或轻度伤害
数周	1	1	2	3	3
一年数次	1	1	2	3	4
1~2年一次	1	2	2	3	4
2~5年一次	1	2	3	4	4
5年以上	2	3	3	4	4

3. 存在系统问题的事件或有特殊学习价值的事件。

4. SAC 风险评估为 3 级或 4 级但发生频次高的事件。

注意：事件是否归因于系统因素，可用决策树进行判断。

五、注意事项

1. 需清晰界定问题，明确与问题相关的条件，找出哪些可能和哪些不可能与特定问题有关的因素。

2. 描述并界定特定问题的可能原因。尽量通过背景资料和客观数据说明每个原因。

3. 可通过现场试验或者过程描述提供准确定位真正原因的有效信息，用有助于再现问题的手段，在不同的环境条件下多次模拟，以提高置信水平。

第二节　案例介绍——
一例甲氨蝶呤给药错误根本原因分析

一、案例导读

目标：探讨住院患者给药错误的最根本原因及防范措施，保障患者用药安全。

方法：基于1例住院患者甲氨蝶呤给药错误事件，成立多部门联合的RCA工作小组，应用RCA手法进行回顾性分析，通过一系列的分析找出差错原因并确定根本原因，制定与此事件相应的整改措施。

结果：通过完善相关高警示药品管理制度、优化合理用药知识库、规范药品分包流程、加强人员相关教育培训等措施，杜绝此类事件的再发生，并对整改效果进行追踪和确认，降低医疗风险，提高用药安全，为医院管理者应用RCA手法提供借鉴。

二、案例介绍

药物治疗是临床的重要手段，但也具有较高的风险，药物治疗错误会对患者安全构成巨大威胁。用药是一个十分复杂的过程，通常需要经历10多个步骤，即诊断、选药、开医嘱、审核处方、调配、核对、发药、保存、计算剂量、稀释配制、按时用药、观察效果、监测体内浓度、监测不良反应、调整用药方案等，每个步骤都有可能出现差错。因此，需要加强对医院用药错误的管理手段，来提升医院临床药物治疗风险的管理水平，进而保障患者的用药安全，最大限度地减少不良事件的发生，保证患者的用药安全。

2019年4月，某医院发生1例住院患者甲氨蝶呤严重给药错误事件，该患者因口服甲氨蝶呤剂量过大，出现严重不良反应而转上级医院就诊。为了杜绝此类事件的再次发生，采用RCA法对该患者给药错误进行回顾性分析，探讨住院患者给药错误的根本原因，从中找出有关问题，并针对问题拟定优化措施及制度，同时严格执行，对工作环境及工作流程进行改善，以确保患者用药的安全性。

(一)实施过程

1.成立RCA工作小组

确立调查的时间点。并把问题定义为给药错误、药物过量。

2.收集相关资料与信息

(1)进行访谈:访谈对象为心内科医生(含当事人)、心内科护士(含当事人)、药师(含当班药师)以及其他医务人员。

(2)事件描述:患者柯某,女性,87岁,因"午后畏寒,胸痛1周"于2019年4月4日入院。初步诊断:①冠状动脉粥样硬化性心脏病心功能Ⅱ级;②急性上呼吸道感染;③慢性阻塞性肺病缓解期;④带状疱疹后遗症;⑤类风湿性关节炎;⑥陈旧性腔隙性脑梗死;⑦高血压。入院时,医生开立长期医嘱"甲氨蝶呤片7.5mg,每周1次";临时医嘱"甲氨蝶呤片一盒",嘱托"7.5mg口服,每晚1次"。患者入院后胸痛渐缓解,咳嗽好转,手指关节疼痛好转,但口腔溃疡及疼痛无明显好转。患者住院第5天(4月9日),夜间出现大量血便,口腔肿痛明显,不能进食,并较前有所加重,予复查血常规、生化全套,血常规提示白细胞1.11×10^9/L、血小板4×10^9/L,肝功能异常。寻找原因,发现临时医嘱为甲氨蝶呤片每晚7.5mg口服,患者口服药物频次、剂量错误。

事件结果:患者于4月10日转上级医院。

3.找到近端原因

还原事件发生的过程(包括人、时、地及如何发生),制定时间序列表(见表5-2)。利用鱼骨图找出事件的近端原因,从人、设备、管理及环境等方面初步列出事件原因(见图5-1)。再收集资料验证此原因,如果及时对此原因实施干预措施,能减少事件造成的影响,则此原因为近端原因。

表5-2 时间序列表

日期/时间	事件	补充资料	正确做法	失误问题
2019年4月4日9:40	患者入院	患者因"午后畏寒,胸痛1周"入院。因类风湿性关节炎治疗需要,医嘱予甲氨蝶呤片口服		
2019年4月4日10:59	医生开立长期医嘱,甲氨蝶呤片每周1次,每次7.5mg口服;临时医嘱,甲氨蝶呤片每晚1次,每次7.5mg口服	该药未打包发药,整盒领药,因此在开立长期医嘱后,又开立临时医嘱	临时医嘱内容与长期医嘱一致,均为甲氨蝶呤片每周1次,每次7.5mg口服	主管医师误将临时医嘱开立为每晚1次

续表

日期/时间	事件	补充资料	正确做法	失误问题
2019 年 4 月 4 日 11:19	A 护士查对、执行医嘱	A 护士查对长期医嘱及临时医嘱药物相同,未查对口服剂量、频次	双人查对长期医嘱与临时医嘱,内容无误后执行	未查对临时医嘱中药物剂量、频次
2019 年 4 月 4 日 11:30	B 护士复核医嘱	B 护士复核医嘱,未核对临时医嘱药物剂量、频次	双人查对长期医嘱与临时医嘱,内容无误后执行	未查对临时医嘱中药物剂量、频次
2019 年 4 月 4 日 14:18	C 护士审核变更单医嘱	C 护士审核变更单时,未核对医嘱全部信息	审核医嘱的全部信息	未审核嘱托内容
2019 年 4 月 4 日 14:45	药剂科发药	药剂科(门诊药房)按临时医嘱打印标贴;信息系统无法看到长期文本医嘱	药师对剂量或用法错误的药物进行拦截	药师未发现剂量、频次错误
2019 年 4 月 4 日 15:00	D 护士发药	D 护士核对口服药和临时医嘱,但未核对长期医嘱	口服药标贴与长期医嘱核对,高危药品双人核对后按餐发药	D 护士未核对长期医嘱,不了解甲氨蝶呤使用注意事项,未落实高危药品双人核查
2019 年 4 月 5—9 日	E 护士用“口服药执行单”核对患者口服药	E 护士未发现患者口服甲氨蝶呤频次错误	高危药品重点交接,责任护士全面掌握患者服药情况	未重点交接,未动态全程掌握患者口服用药情况
2019 年 4 月 10 日	患者转至上级医院治疗			

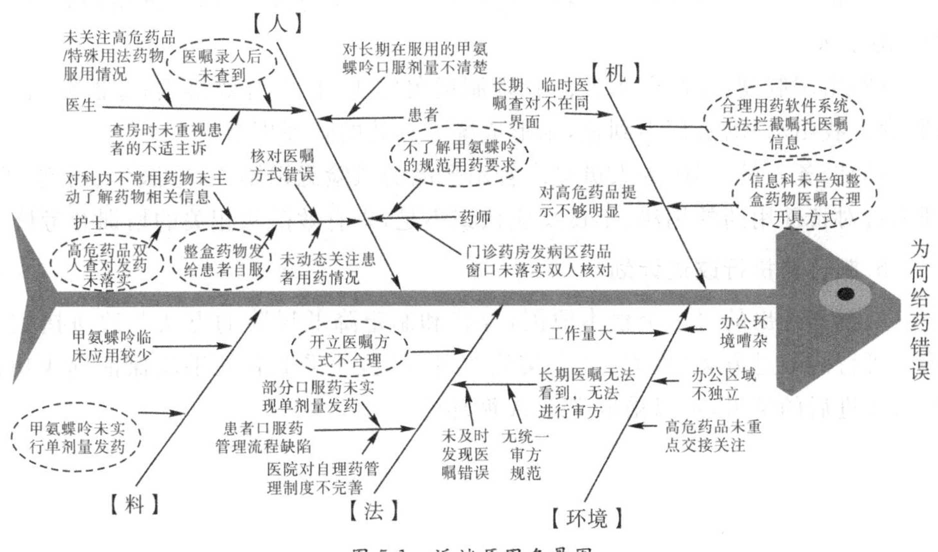

图 5-1　近端原因鱼骨图

近端原因分析：

(1)医生：①医嘱录入后未查对；②对甲氨蝶呤等免疫抑制剂缺乏用药经验，对其用药剂量、副作用及作用机制缺乏了解及重视，住院期间对患者关注度不够，血常规、肝肾功能等复查不够及时；③每日查房时对该患者的不适主诉缺少进一步思考，主观认为是病情的正常演变。

(2)药剂科：①药师对甲氨蝶呤等不常用药品用法、用量不熟悉，往往只对用量特别大的药物处方有所警觉，存在惯性思维，忽视某些特殊用法的药物，审方能力不强；②该药在门诊药房，病区取药在门诊窗口，门诊药房核发病区药品窗口未有效落实双人核对制度；③药品未进包药机，病区医生开具长期医嘱用法为嘱托，合理用药软件无法拦截；④医药沟通不够，该药为内分泌科临时进药，所以未组织全院医生和护士对该药的用法进行学习。

(3)信息科：①未给临床提供合理的开具整盒药物医嘱的方法；②“口服药执行单”未区分打包和非打包药品。

(4)护理：①高危药品管理制度落实不规范，该药品未落实双人发药；②科室口服药发药流程未优化，发药时仅核对临时医嘱，未核对长期医嘱；③整盒药物发给患者自服后，缺少动态监管；④护士对非专科用药了解不足，科室缺少相关培训；⑤未动态掌握患者口服用药情况。

4.确认根本原因

根据RCA，该案例中用药错误的根本原因有如下几个方面。

(1)信息系统：开具整盒药物临时医嘱时用文本方式录入，合理用药软件系统无法拦截。

(2)组织制度：①高警示药品管理制度欠完善，且未有效落实；②医院自备药(含自我给药)的管理不到位，未形成统一有效的管理机制。

(3)医务人员：①医务人员对高警示药品的风险意识不强；②医生、药剂、护理人员对特殊用药的用法、不良反应认识不足，未有效落实相关的培训和考核。

5.制订和执行改进计划

根据筛选出的每一个根本原因，寻找和制定降低风险的方法与改进措施，确认可行的改进方案(见表5-3)；实施改进方案，并采取有效手段保证其成功；评价改进后的结果，可以采取PDCA循环法。

表 5-3 改进对策拟定计划

计划	内容	执行部门	完成日期
更新整盒药物医嘱开具方式	长期医嘱中选用“大规格领药”开具方式,不需要再开临时医嘱(嘱托)信息;全院统一培训新的医嘱开具方式	信息科 医务科 药剂科 护理部	2019 年 6 月
住院患者口服药实行单剂量发放	目前该院 90%的口服药(含甲氨蝶呤在内)进行单剂量给药	医务科 药剂科	2019 年 7 月
更新高危药品目录和管理制度	更新高危药品目录和管理制度,并组织学习和培训	药剂科 医务科 护理部	2019 年 8 月
设置合理用药软件系统	充分利用合理用药系统软件对不合理医嘱进行拦截。对合理用药软件系统进行维护,以前部分药物未设置 8 级禁用,超量使用仅采用 4 级的提示方式(超过常规剂量,仅仅在医生端有提示);现在,对所有口服药,只要超过常规剂量就全部设置 8 级禁用(自动拦截,医生无法开出)	药剂科 信息科	2019 年 5 月
修订自备药管理制度	医务科组织修订自备药管理制度,讨论通过后组织落实	医务科 药剂科	2019 年 8 月
优化高危药品发放流程	组织新修订的高危药品制度培训,优化高危药品发放流程,有效落实双人核对	护理部	2019 年 8 月

(二)取得效果

1. 确认该例患者给药错误的根本原因。

2. 根据筛选出的每一个根本原因,针对组织制度、信息系统以及人员培训方面,落实了一系列的整改措施,完善了相关制度,能够有效防范此类事件的再发生。一系列的整改措施主要有以下几个方面。

(1)使用新的医嘱开具方式,不再使用文本医嘱,使合理用药软件系统能够监控并拦截不合理医嘱。

(2)进一步优化了合理用药软件系统,使所有超常规剂量的医嘱无法开出,避免了超剂量用药的风险。

(3)更新了高危药品目录和管理制度,并且落实到位。

(4)完善自备药和自我给药管理制度并落实,避免患者自行服药时出现的各种风险。

(5)包括甲氨蝶呤在内的90%的口服药进包药机,单剂量给药,极大地提高患者用药的安全性。

(6)完善并落实新的口服药发药流程。

(7)通过相关培训和考核,提高医务人员的相关业务水平。

(8)院部形成多部门协作的长效机制,增强团队协作能力。

(三)模式/方法创新

RCA着眼于改进系统,而不是惩罚个人,改变传统的解决单一事件、治标不治本的缺点,找出流程与系统缺陷,找出问题的根本原因,形成从错误中学习及预防事件再发生以代替责怪惩罚的文化。临床工作中的失误与不良事件大多由系统因素导致,RCA可以帮助管理者找到医疗系统的潜在失误,制定策略,减少错误的发生,从而保障患者的安全。我院首次将RCA运用到医疗质量管理中,多部门协同合作,进行系统优化,有效地降低住院患者给药差错事件的发生率,实现医疗质量的持续改进,可以继续运用并加以推广。

三、项目总结

现今的医疗管理体系对患者安全议题的重视程度日渐上升,医疗服务是团队战,且医疗过程中存在很多风险及不确定性,许多问题不是个人能力所及,绝大多数不良事件的原因不是孤立的,既有个人原因,也有系统原因。因此,管理者应着眼于改进系统,保障系统安全。该院通过1例患者甲氨蝶呤给药错误事件,运用RCA,从流程因素、组织因素、人员因素和管理因素进行根源剖析,找出了根本原因,从工作流程和制度完善上制定和执行切实可行的整改措施,消除了潜在的用药安全隐患。

由于参与人员对RCA的认识还处于初级阶段,对RCA不够熟悉,所以在辨别近端原因与根本原因时,经过多次开会讨论并经过老师的指导,才确定根本原因。因此,RCA工作小组领导需具备事件相关专业知识并能够主导团队运作,小组成员需经过培训并熟悉RCA。在制定相关对策时,还要与相关部门沟通、联络,寻求配合、支持和解决问题的方法,形成多团队合作的工作模式,营造一个实质、可持续的患者安全环境。

参考文献

[1] 颜美琼.循证护理的理论与实践[J].护士进修杂志,2011,26(8):675-677.

[2] 李瑞霞,武志昂. 我国儿童用药风险因素的专家调查研究[J]. 中国药物警戒,2015,12(5):311－313.

[3] 李丽莉,金锐. 我院 106 例用药错误病例分析与风险防范[J]. 中国药房,2016,27(2):274－276.

[4] Patricia M,William S. Techniques for root cause analysis[J]. Proc,2001,14(2):154－157.

[5] Vincent C. Understanding and responding to adverse events[J]. New Engl J Med,2003,348(11):1051－1056.

第六章 失效模式和效应分析(FMEA)

第一节 FMEA 工具介绍

一、名词解释

失效模式和效应分析(failure mode and effect analysis,FMEA)是一种用来评估在系统、设计、过程和服务中所有可能会发生的故障(问题、错误、风险和利害)的分析技术方法。

二、工具作用

FMEA 是一种前瞻性的可靠性分析和安全性评估方法,在预防事故的保护机制系统中被广泛使用。通过针对每一个故障评估其严重度、发生频度和可检测度,根据其造成的影响程度,帮助确定改善措施优先级别,协助选择最优设计方案;并进一步通过事前预防有效改善风险流程,可用于提高产品或服务的质量、可靠性和安全性。

FMEA 通常可应用于以下 4 种情况。

(1)系统 FMEA:针对由系统缺陷而引起的系统功能间的潜在故障模式。

(2)设计 FMEA:针对由设计缺陷而产生的潜在故障模式。

(3)过程 FMEA:针对由生产或组装缺陷而产生的潜在故障模式。

(4)服务 FMEA:针对由系统或过程缺陷而产生的潜在故障模式。

三、实施步骤

1. 团队组成

FMEA工作必须由团队来开展，推荐由5～9人组成，所有成员都必须了解团队的行为、当前的任务、需要讨论的问题，以及与该问题直接或间接相关的内容。团队可以由跨专业和学科的成员组成。

2. 绘制流程图

绘制现有流程图，识别潜在失效模式及潜在失效影响。

3. 确定失效模式优先级顺序

通过对严重度(S)、发生频度(O)、可检测度(D)的综合评定，得出风险顺序数(risk priority number，RPN)[RPN＝严重度(S)×发生频度(O)×可检测度(D)]，根据RPN大小确定优先级别。评分等级推荐采用基于1～10的评分等级，量化评分准确度高。以系统FMEA为例，列举严重度(见表6-1)、发生频度(见表6-2)、可检测度(见表6-3)等级划分准则。RPN值相同，则可按严重度→发生频度→可检测度依次排序。

表6-1　推荐系统FMEA严重度等级划分准则

等级	严重度	划分标准
1	没有	没有影响
2	非常轻微	对用户无影响，对产品或系统性能有非常轻微的影响
3	轻微	对用户有轻微影响，对产品或系统性能有轻微影响
4	较小	用户会遭受较小损害，对产品或系统性能有较小影响
5	中等	用户会感觉有些不满意，对产品或系统性能有中等影响
6	重大	用户感觉不舒适，产品性能下降，但仍可工作并且是安全的，局部故障但仍可工作
7	较大	用户感觉不满意，产品性能受到严重影响，但仍可实现功能并且是安全的，系统受损
8	极大	用户非常不满意，产品不能工作但是安全的，系统不能工作
9	严重	有潜在的危害影响，虽然可无灾难地停止产品工作，且产品符合官方标准，但已处于危险中
10	灾难	有灾难性后果，与安全性相关，突然发生故障，不符合官方标准

注：表中所有准则和等级划分会根据实际情况而有所变化。

表 6-2 推荐系统 FMEA 发生频度等级划分准则

等级	发生频度	划分标准	发生概率(发生例数/总事件数)
1	几乎不发生	历史信息显示没有发生过	1/10000
2	极少	发生可能性极小	1/5000～1/500
3	非常少	发生可能性非常小	
4	稀少	发生可能性稀小	
5	低	偶尔可能发生	
6	中等	发生可能性中等	1/100～1/200
7	一般高	发生可能性一般高	
8	高	发生可能性高	1/20～1/100
9	非常高	发生频繁	
10	几乎必然发生	几乎必然发生	≤1/10

注:表中所有准则和等级划分会根据实际情况而有所变化。

表 6-3 推荐系统 FMEA 可检测度等级划分准则

等级	可检测度	划分标准
1	几乎肯定	概念阶段验证检测方法可用
2	非常高	很容易被检测到
3	高	较容易被检测到
4	一般高	有较多机会或方法可以检测到
5	中等	有多种机会或方法可以检测到
6	低	有较少机会或方法能检测到
7	较低	只有 2 种及 2 种以下的机会或方法能检测到
8	非常低	只有 1 种机会或方法能检测到
9	极低	可能检测不到
10	几乎不可能	无现行措施可以检测到

注:表中所有准则和等级划分会根据实际情况而有所变化。

4.确认失效模式根本原因

可用鱼骨图等方法寻找根本原因。

5.制定对策并实施

可用PDCA法执行。

6.新流程监测

再次通过对严重度(S)、发生频度(O)、可检测度(D)的综合评定，得出风险顺序数(RPN)，以此监测新流程。

具体操作步骤可参考表6-4。

四、适用范围

基于FMEA的前瞻性运行理念，FMEA在医疗领域风险事件预防中具有广泛的应用价值，即通过前瞻性分析模型，在医疗风险发生前进行预测性评估，从而采取相应的预防措施，降低患者在照护过程、治疗过程、医疗设备操作过程及服务过程中受到伤害的风险。

五、注意事项

在确定失效模式优先顺序的过程中，首先要确保团队成员必须对严重度、发生频度、可检测度的等级及划分标准达成一致意见。在评分中，如果数值落在2个等级之间，一般应选择较大的等级；如果各成员评定等级不一致，可以选择平均值。

表 6-4　FMEA 操作表格

流程	潜在故障模式	潜在故障影响	严重度(S)	潜在故障原因	发生频度(O)	检测方法	可检测度(D)	风险顺序数(RPN)	建议措施	责任人	责任范围	完成时间	落实措施结果				
													纠正措施	严重度(S)	发生频度(O)	可检测度(D)	风险顺序数(RPN)

第二节 案例分享——运用 FMEA 手法提高化疗药物使用的安全性

一、案例导读

目标:应用 FMEA 手法评估化疗药物使用过程中的潜在风险,提高化疗药物使用安全性。

方法:由护师、医生、药师及质管人员等组成多部门协作团队,应用 FMEA 手法分析化疗药物使用流程中每一步骤可能产生的失效模式、潜在影响及潜在原因,按每个失效模式的严重度、发生频度、可检测度进行评分并排序,针对 RPN＞300 的失效模式制定措施加以预防,从而有效提高化疗药物使用安全性。

结果:通过制定相应的对策,化疗药物医嘱错误发生率从 0.67%下降至 0.20%,患者身份核查正确率从 98%提高至 100%。

结论:本项目运用 FMEA 手法结合 PDCA 循环,可有效提高化疗药物使用安全性。

二、案例介绍

1.项目背景

化疗是临床肿瘤治疗的常用手段,对改善患者病情、提高生存率具有重要作用。化疗药物的药理作用明确,但也具有一定毒性,可对人体造成不同程度的损害。并且化疗药物品种繁多,同类产品药名相似度较高。而化疗药物及其使用管理涉及多学科多部门,使用流程步骤多、环节多,任何人员对化疗药物制度及规范执行不到位都有可能发生严重的药物不良事件,如导致用药错误、增加患者并发症发生率、引发医疗纠纷等。为防患于未然,医院护理部牵头组建了由护师、医生、药师及质管人员组成的多部门协作团队,采用 FMEA 手法就化疗药物安全问题进行持续质量改进。

2.绘制流程图

化疗药物使用流程见图 6-1。

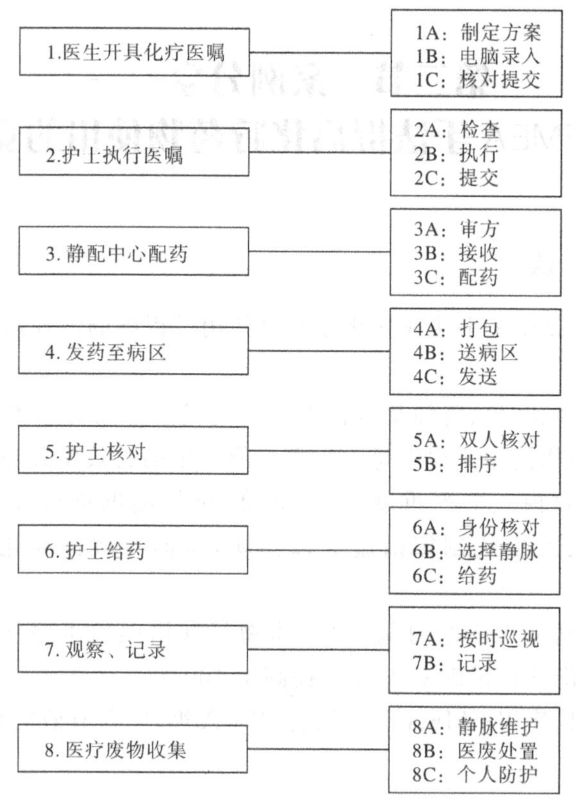

图 6-1　化疗药物使用流程图

3.确定失效模式

团队成员根据流程条目找出各步骤中潜在失效模式、潜在影响、潜在原因，并根据各步骤的严重度、发生频度、可检测度，计算得出相应 RPN(见表6-5)。根据 RPN 确定行动优先顺序，最终将 RPN>300 的条目设置为主要失效模式。

确认主要失效模式：

(1)1B 电脑录入：选择溶媒、途径、剂量错误(RPN：360 分)。

(2)6A 身份核查：身份核查错误，未经双人核对(RPN：448 分)。

表 6-5　FMEA 实施表格

流程	失效模式	潜在影响	潜在原因	评分				排序
				严重度(S)	发生频度(O)	可检测度(D)	RPN	
1A 制定方案	1. 病情评估不到位	1. 化疗不耐受,不能完成方案	1. 医生责任心不强	6	6	3	108	12
	2. 未按诊疗指南制定方案	2. 医疗事故	2. 业务能力不扎实;培训不到位	7	4	5	140	8
	3. 基础疾病与化疗方案冲突	3. 病情加重	3. 病情评估不到位	5	4	3	60	18
1B 电脑录入	1. 化疗结束时间错误	1. 副作用增加,费用错误	1. 系统没有提醒	7	8	5	280	3
	2. 选择溶媒、途径、剂量错误	2. 疗效下降,毒性增加	2. 系统未维护相关内容	10	6	6	360	2
	3. 化疗药物名称错误	3. 导致严重毒副作用,甚至患者死亡;疗效降低	3. 系统无提醒,审方软件未使用	10	1	4	40	21
	4. 开错床号	4. 医疗事故	4. 查对不到位	10	1	4	40	22
1C 核对提交	1. 未提交	1. 化疗方案延迟	1. 医生责任心不强;信息系统不熟悉	6	2	8	96	13
	2. 未核对	2. 用药发生错误	2. 查对制度执行不到位	10	1	4	40	21
	3. 未使用审方软件	3. 化疗溶媒错误不能及时发现	3. 审方软件使用未普及,医生不知晓	4	10	2	80	16
2A 检查	1. 错误医嘱未核对出	1. 造成医疗纠纷	1. 经验不足;时间紧迫;受其他事情的干扰	7	2	8	112	11
	2. 沟通后医生未及时更改错误医嘱	2. 造成医疗纠纷	2. 医生未及时更改;护士受其他事情的干扰	7	1	5	35	24
2B 执行	1. 未执行	1. 延误患者治疗	1. 不熟悉执行流程	5	8	7	280	4
	2. 漏执行	2. 延误患者治疗	2. 责任心不强,医嘱核对不规范	7	4	5	140	9

续表

流程	失效模式	潜在影响	潜在原因	评分				排序
				严重度(S)	发生频度(O)	可检测度(D)	RPN	
2C提交	1. 未提交	1. 延误患者治疗	1. 不熟悉执行流程	7	8	5	280	5
	2. 夜间化疗医嘱提交未告知静配中心	2. 延误患者治疗	2. 不熟悉医嘱流程，时间紧张，交班不到位	7	6	2	84	14
6A身份核对	1. 身份核查错误，未经双人核对	1. 医疗事故	1. 护理人员少；双人核对意识不强；监管力度不够	8	8	7	488	1
	2. 未核对	2. 医疗事故	2. 核对意识不强，缺乏责任心	9	1	5	45	19
6B选择静脉	1. 用药途径不合适	1. 药物外渗，毒副作用增加，影响患者疗效	1. 未选择合适的用药途径，深静脉置管不及时	7	8	5	280	6
	2. 穿刺失败	2. 药物外渗，局部红肿热痛甚至坏死	2. 穿刺技术不熟练，反复穿刺，体位或固定不当	8	1	2	16	25
6C给药	1. 用药速度错误	1. 引起患者病情变化，毒副作用增加，影响患者疗效	1. 对化疗药物药理性质、用法不了解	7	8	5	280	7
	2. 用药导管滑脱	2. 药液浪费，影响疗效，污染环境	2. 导管接口固定方法有误	7	6	2	84	15
	3. 未按要求巡视	3. 未及时发现不良反应	3. 责任心不强	7	5	2	70	17
	4. 药物性质评估不准确	4. 未使用深静脉导管，导致患者药液外渗	4. 业务能力不强	7	2	3	42	20
	5. 给药顺序错误	5. 影响药物疗效	5. 业务能力不强	8	3	5	120	10

4.分析原因并制定对策

(1)分析原因

1)失效模式——医生开具化疗医嘱电脑录入时选择溶媒、途径、剂量错误(鱼骨图略)。

2)失效模式——护士用药时患者身份未经双人核对(鱼骨图略)。

3)根据鱼骨图分析得出潜在发生原因为医嘱系统无自动检错提醒功能,培训督查不到位,使用相关制度不完善,患者身份双人核对意识薄弱。

(2)制定对策

对策一:加强医嘱审核,优化医嘱系统功能,实现智能审方

在合理用药软件PASS的基础上增加审方功能。审方系统增加错误医嘱自动提醒功能并增设拦截功能。加强药师审方,发现问题尽早与医生沟通。调整系统界面,将各种提示做得醒目、美观。

对策二:开展化疗药物使用安全的相关培训,加强监督,提高执行力

开展肿瘤专科护士岗位职责培训、化疗药物使用安全相关培训,并成立院级身份核查专项检查组,每月对医技人员的身份核查依从性进行专项检查,以书面形式提交检查报告,督促整改,设计“医院病区患者身份识别检查表”,用于自我督查,确保核查流程良性运转。

对策三:修订制度,完善流程,督促规范执行

联合专家共同修订相关制度与评价标准,并上报医疗质量与安全管理委员会批准,质管科备案并挂医院内网供大家学习,并进行考核。邀请药学部、质管科、护理部专家定期开展患者身份识别指导和化疗药物应用指导。

对策四:优化PDA功能,加强护患双方核查参与度,促进化疗药物安全使用

加强对入院患者腕带佩戴与身份识别重要性的宣教,确保患者正确佩戴腕带,提高患者核对意识。开展“邀请患者参与医疗安全十大建议”活动,鼓励患者主动参与核对,增强患者核对意识。设计“强刺激性药物注射知情同意书”,保障化疗药物安全使用。增设PDA回读姓名功能,确保扫码时通过语音提示患者姓名,帮助护士、患者、家属三方共同核对患者身份。

5.效果确认

(1)改善前后高风险流程“身份核查错误,未经双人核对”环节与“选择溶媒、途径、剂量错误”环节RPN分别下降288分和240分(见表6-6)。

表 6-6　改善前后风险顺序数(RPN)

流程	失效模式	改善前(2019 年 3 月)	改善后(2019 年 11 月)			
		RPN	严重度(S)	发生频度(O)	可检测度(D)	RPN
1B 电脑录入	选择溶媒、途径、剂量错误	360	10	3	4	120
6A 身份核对	身份核查错误,未经双人核对	448	8	5	4	160

(2)化疗药物医嘱错误发生率下降。经过 PDCA 循环,化疗药物医嘱错误发生率下降了 0.47%(见图 6-2),效果显著。

(3)身份核查正确率提高。经过 PDCA 循环,护理人员对患者进行身份识别的正确率提高到 100%(见图 6-3)。护理人员统一采用"一问二看三扫码"的方法核对患者身份。

6.应用小结

本项目运用 FMEA 手法寻找化疗药物使用流程中潜在的失效模式,针对 RPN>300 的流程制定对策,就流程的关键环节和薄弱环节进行优化,对医嘱开具和患者身份识别进行再梳理。通过流程改造,引进审方软件,修缮制度,改良 PDA 功能,加强培训督查,规范医护人员的使用行为,提高医护人员对化疗药物使用的安全意识。

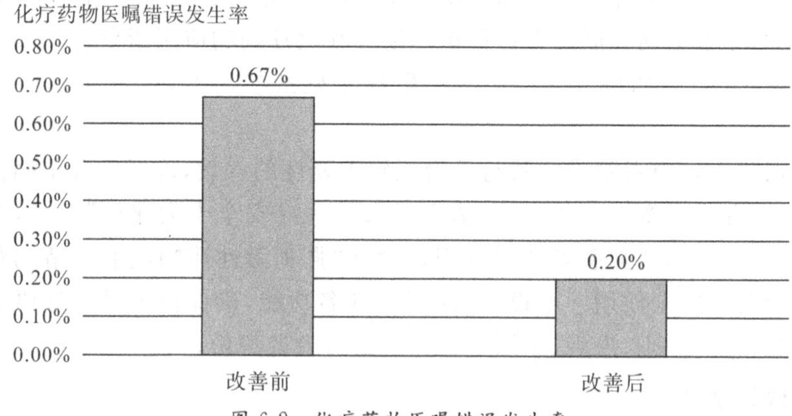

图 6-2　化疗药物医嘱错误发生率

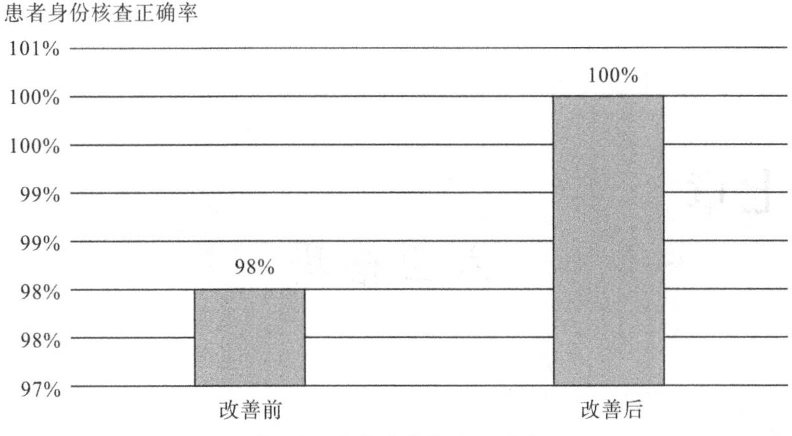

图 6-3　患者身份核查正确率

三、案例点评

该案例运用 FMEA 手法，梳理流程，寻找潜在失效模式、潜在影响及潜在原因，通过对各流程严重度、发生频度、可检测度评分，得出风险顺序数。针对失效模式，用品管手法进行持续改进。效果确认阶段再次用 FMEA 手法对各流程失效模式进行评估，结果显示对策有效。管理工具使用恰当，成效显著，值得推广。

参考文献

[1] Stamatis DH. 故障模式影响分析 FMEA 从理论到实践[M]. 陈晓彤，姚绍华，主译. 北京：国防工业出版社，2005.

[2] Wang LR, Li Y, Lou Y, et, al. Chemotherapy-related risk management toward safe administration of medications: apply failure mode and effects analysis to reduce the incidence of chemotherapy errors[J]. Pak Pharm Sci, 2017, 30(3): 713－720.

[3] 美国医疗机构联合委员会国际部，美国医疗机构联合委员会资源部. 医疗服务中的失效模式及效应分析：前瞻性风险降低方法[M]. 郦忠，蒋宋怡，主译. 3 版. 上海：复旦大学出版社，2017.

第七章

六西格玛

第一节 六西格玛工具介绍

一、名词解释

六西格玛(six sigma)由摩托罗拉公司的比尔·史密斯于1986年提出，属于品质管理范畴。在统计学上，希腊字母西格玛(sigma，ε)是一个单位，表示与平均值的标准偏差。六西格玛管理法以事实和数据为基础，通过运用统计分析的方法来不断改善产品品质和服务，对管理、流程等进行改进，使组织获得快速增长，核心是追求零缺陷生产，防范产品责任风险，降低成本，提高生产率和市场占有率，提高顾客(患者)满意度和忠诚度，既着眼于产品、服务质量，又关注过程的改进。

六西格玛于20世纪90年代末开始应用于医疗管理领域，旨在医疗服务过程中减少服务及流程的缺陷次数，防止医疗服务缺陷，提升医疗服务品质，提高患者满意度，确保患者安全。

六西格玛遵循六大原则：①真诚关注顾客；②用数据和事实说话；③以流程研究为主线；④主动管理；⑤组建以全流程、跨部门的团队无边界的合作；⑥追求完美，但同时容忍失败。

二、工具作用

在医疗领域，实施六西格玛管理的好处主要表现在以下几个方面。

(一)提升医院管理的能力

六西格玛管理以数据和事实为基础。以往医院对管理的理解和对管理理论的认识更多是挂在嘴边、留在书上;而六西格玛管理把这一切都转化为实际有效的行动付诸实施,是追求完美无瑕的医院管理的有效途径。

(二)节约医院运营成本

对医院而言,所有的医疗不良事件都会对患者造成或大或小的损害,从而对患者造成不必要的痛苦,增加医疗费用支出,增加医院运营成本。六西格玛管理以追求医疗服务零缺陷为目标,可以有效控制医院运行成本。

(三)增加顾客(患者)价值

实施六西格玛管理可以使医院从了解患者需求出发,满足患者需求,实现医疗运行各个环节的良性循环。医院首先了解、掌握患者的需求,然后通过采用六西格玛管理原则,减少随意性,降低差错率,从而提高患者对医疗服务的满意程度。

(四)改进医疗服务水平

六西格玛管理不但可以改善医疗服务的品质,而且可以改善医疗服务流程,大幅度提升对患者服务的水平。

(五)形成积极向上的医院文化

在传统管理方式下,人们经常感到不知所措,不知道自己的目标,工作处于一种被动状态。通过实施六西格玛管理,每个人知道自己应该做成什么样,应该怎么做,整个医院洋溢着热情的氛围,工作效率高,形成积极向上的医院文化。全员十分重视医疗服务的质量以及患者的需求,并力求做到最好。通过参加培训,掌握标准化、规范化的问题解决方法,使工作效率获得明显提高。在强大的管理支持下,全员能够专心致力于工作,减少并消除工作中消防救火式的活动。

三、实施步骤

六西格玛管理法实施的主要步骤包括以下几个方面(见图 7-1)。

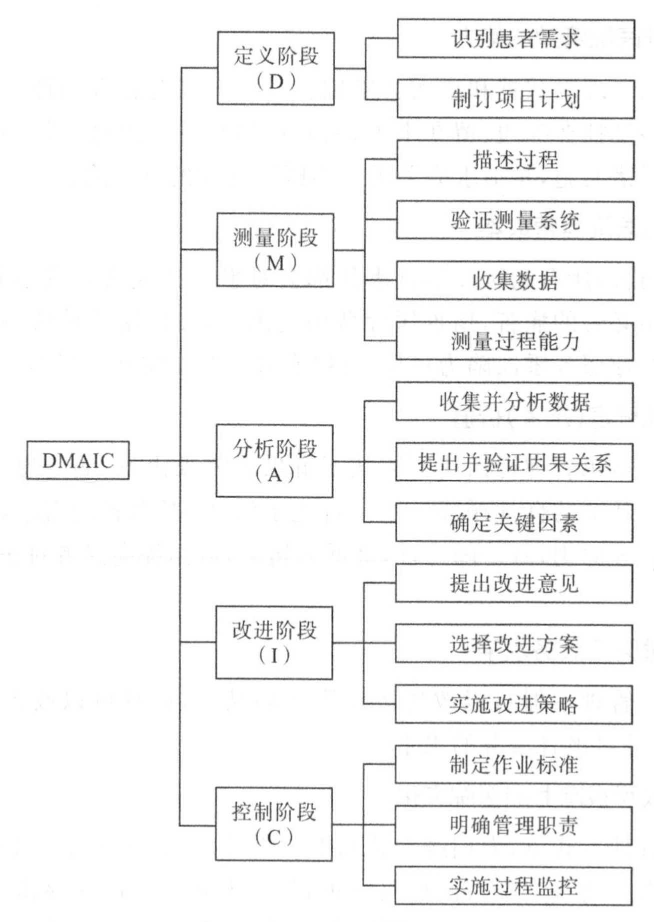

图 7-1 六西格玛管理流程

(一)定义阶段(define,D)

首先发现问题,评估项目对患者的影响和潜在的效益。

(二)测量阶段(measure,M)

对缺陷进行识别,并通过对其设定量化指标,运用统计工具进行测量与收集数据,以确定当前的服务质量水平,建立可测量的改进目标。

(三)分析阶段(analyze,A)

深入分析导致缺陷的根源,确认与缺陷相关联的关键变量。

(四)改进阶段(improve,I)

提出解决方案,并对解决方案的可行性进行分析,保证该类解决方案能够达到或超过项目的质量改进目标,并确定该解决方案成功执行所需要的资源。

(五)控制阶段(control,C)

以上4个阶段的实施可以使质量得到改善。在后续的过程中,应该采取措施来巩固并维持改进后的质量水平,确保长期的效益。

四、适用范围

六西格玛管理追求“零缺陷”,医疗过程需要做到的也是零误差,所以六西格玛管理在医疗管理中已经有很多运用,并且其理念也与PDCA的持续改进循环相契合。六西格玛管理强调由患者开始,由患者结束,而且是一个确定什么是患者的真正需求,从中找出没有满足患者期望的缺陷,以建立新的医疗服务流程的质量改善过程,完全符合现代医院管理理念。

六西格玛管理是由定义、测量、分析、改进、控制(DMAIC)五个阶段构成的改进流程。DMAIC流程可用于以下三种基本改进计划:①医疗服务实现过程的改进;②医疗服务流程的改进;③医疗服务流程设计的事先优化。

目前,在医疗领域,六西格玛管理主要用于缩短检查时间、增加处理患者人数、提高实验室使用效率、缩短患者等待时间、优化手术排序、优化各种检验或检查流程、减少设备停机故障、合理利用办公空间、减少重复检查、提高患者满意度等方面,侧重于提高患者满意度和缩短患者等待时间。其主要应用于急诊、放射、检验、护理、药学、实验室、手术室和产房等科室和部门。

五、注意事项

1.解决方案的创新性

每一个六西格玛管理项目都是把医疗服务提高到新水平的一次机会。过程设计和再设计通常能产生“指数级”改进的方法,任何一种解决方案都有可能提高效率,我们需要真正的创新性解决方案。

2.时刻瞄准解决方案

时刻着力于针对目标的解决方案的实施。不要让头脑风暴带来的兴奋和形成的解决方案致使团队进行不直接针对目标问题的其他变革。

3.计划必须细致和主动

匆匆忙忙地实施一个解决方案会从根本上损害你全部的努力。要去实施的改变不仅过程是顽固的,而且人的习惯也是很难改变的,所以必须认识到在与任何方案打交道时只有第一次就能成功的方案才能奏效。因此必须缜密计划改进方案。

4.先试点再全面展开

不对方案进行试运行几乎注定会造成灾难。组织可以从一些小的挫折中恢复过来，组织能管理的问题是有限的，如果解决方案对组织造成严重的后果，可能就无法恢复了。所以需要先试点，再铺开。

5.必须牢记测量的重要性

测量可以帮助团队看清什么起作用，什么不起作用。测量证实方案的成果，也使其他人信服并认可团队。没有测量，成果只能是道听途说，成功也只是仁者见仁而已。因此，必须要有恰当的定量指标，并进行测量，观察成效。

6.恰如其分地做分析

应当根据利益与风险来调整分析的广度和深度。太多的捷径或对过程不理解会导致抓不住根本原因，而出现解决了这个问题但又产生了另外一些问题的状况，顾此失彼。如果能恰到好处地做分析，真正理解过程和问题，就有可能寻求有效的解决方案，否则要考虑做进一步的调查研究。

第二节　案例分享——运用六西格玛方法提高红细胞输注有效率

一、案例导读

目的：为提升患者红细胞输注的有效率，坚持不可替代性、最小剂量输血原则，保证患者安全、合理、有效输血。

方法：通过现状调查、收集数据，明确红细胞输注现状，分析原因。对其中适合快速改善的因素，采取快赢措施立即改善。对其他因素，通过 Logistic 回归多因素分析、卡方检验验证等，确定红细胞输注有效率的主要影响因素，根据主要影响因素制定改进实验方法，提高低效价抗体检出率；建立疑难标本鉴定流程；医院信息系统（hospital information system，HIS）增加用血决策辅助功能、用血权限限制、用血指征系统审核；增加自动提醒功能（如患者输血前有发热等），并建立输血时机评估流程等改善措施。

结果：对改善前后红细胞输注有效率进行数据对比分析发现，输注有效率从76.9%提高到90.5%，卡方检验 $P<0.05$，有显著性差异。流程能力 Z 值从0.4080提高到1.3308，有明显改善。

结论：六西格玛管理法作为一种综合性质量管理方法，对提升医疗质量、优

化医疗服务流程起到重要作用。该管理方法关注患者的需求，以患者满意为目标，确保患者安全，对医院质量管理工作很有帮助。

二、案例介绍

(一)定义阶段(define,D)

1.选题背景

血液是宝贵的、稀缺的人类医疗资源，它能给患者带来生的希望；同时由于"窗口期"问题、传染病问题、免疫问题等，血液的输入也可能给患者带来新的伤害甚至造成患者死亡。因此，要正确认识"输血是把双刃剑"，坚持不可替代性、最小剂量原则，安全、合理、有效输血，这是每个医务工作者的追求和目标(见图7-2)。

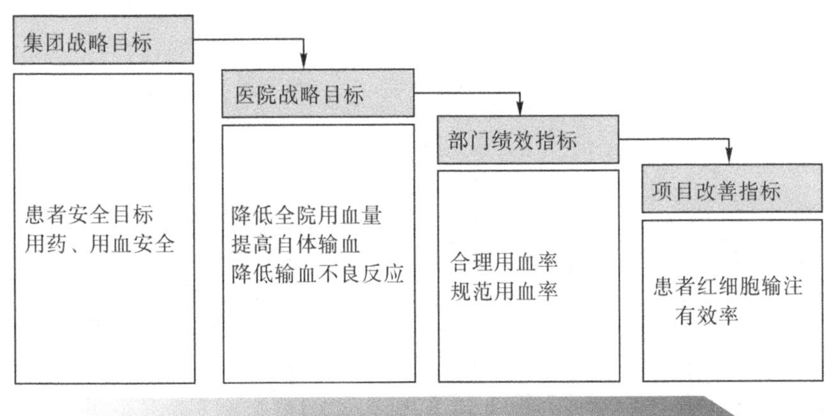

图 7-2　项目的战略关联

2.问题陈述

统计2019年1—3月份红细胞输注病例，排除伴有继续失血及血液被稀释患者外，共513人次。其中，输血前、后未评估75人次(未评估率14.6%)；在已评估病例(438人次)中，红细胞输注有效率仅为76.9%，低于文献报道的88%。其中，血液内科、肿瘤内科、放疗科、感染科等7个科室的红细胞输注有效率均低于88%。

3.项目范围

项目范围涉及：临床医生、检验人员等供方；患者信息、输血指征、输血时机、检测试剂、检测方法等输入信息；输血前评估，把握是否不可替代、是否个体化等的时机；通过科学性、安全性、有效性及可及性，来评价患者是否获益。

4.项目定义

项目的质量关键点：红细胞输注有效率(Y)＝红细胞有效输注人次/红细胞输注人次×100％。

缺陷：无效输注及输注后未评估。

红细胞有效输注：指输注红细胞达到预期值，即每输注1U红细胞可使一般成年人Hb水平提高5g/L及以上。

无效输注：指未达到预期值。

未评估：指输血前后48小时内未进行Hb等相关指标检测。

5.设定改进目标

到2019年11月底，将红细胞输注有效率提高至90％以上(见图7-3)。

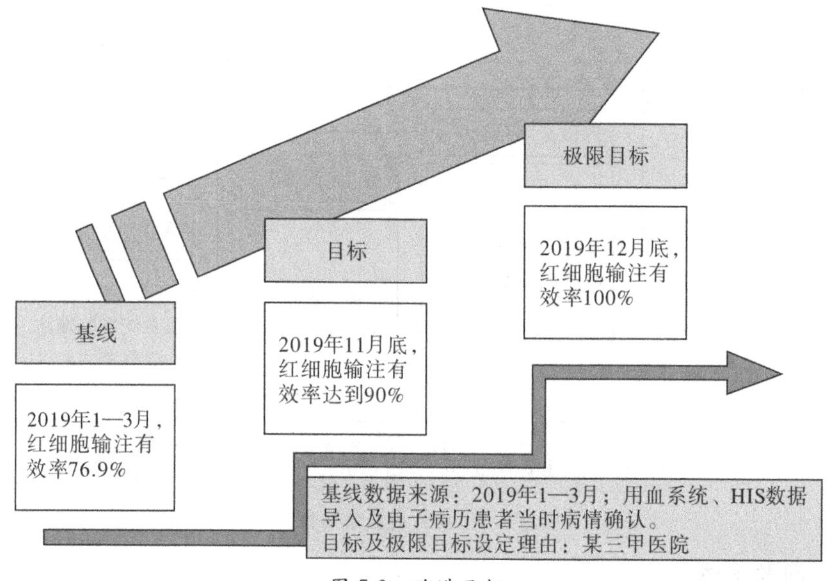

图7-3 改进目标

6.制订项目计划

项目实施分为定义、测量、分析、改进和控制五个阶段。在定义阶段，首先明确选题理由，进行项目定义，设定相应的目标，并组建团队，制订详细的项目实施计划，同时报医院主管部门确定立项。在测量阶段，首先制订数据采集计划，进行Y的过程能力评价，完成原因查找，通过原因筛选确定快赢改善。在分析阶段，经过流程分析、FMEA及快赢措施改善后，对后续需要进一步深入分析的X进行根因验证。在改善阶段，通过改善思路、方案排序、方案实施来验证改善效果。最后进入控制阶段，对改善措施进行标准化处理，制订控制计划，对X、Y进行统计过程控制，并进行收益的预评估。

(二)测量阶段(measure,M)

1.数据收集

团队制订数据采集计划,测量指标 Y 为红细胞输注有效数据。

收集时间范围为 2019 年 1—3 月,数据来源于以下几个方面。

(1)从用血系统导出 2019 年 1—3 月内科用血患者信息及用血量。

(2)从实验信息系统(laboratory information system,LIS)里导出患者输血前后 Hb 值。

(3)通过电子病历验证患者输血前后的临床表现,数据真实可靠。

验证检查人员所查阅的电子病历记录与患者临床表现结果是否一致?验证方法;随机调取 5 份输血病历,分别记录患者出血、发热、感染、肝脾大、输血反应 5 个方面,结果完全一致。

2.数据分析

项目组分析了 2019 年 1—3 月 513 人次输注红细胞情况,红细胞输注有效病例 337 人次,缺陷病例(无效及未评估)176 人次。血液肿瘤内科、重症医学科、消化内科、感染科 4 个科室缺陷病例数量排在前,其中血液肿瘤内科占 40.4%,作为本次改善重点科室。流程能力分析,得出 Z 值为 0.4080,说明有很大的改进空间。

团队通过现场走访,运用头脑风暴、流程分析,从人员、机器、方法、材料、环境等寻找可能原因,并对可能原因进行因果矩阵分析,筛选出 7 个输入因子,依次为患者信息、输注效果评估、实验方法、输血时机、输血指征、冷链监控、血液库存。并运用 FMEA 潜在失效模式对 7 个输入因子进行进一步分析,找出最关键的输入因子。

团队将风险顺序数(RPN)由高到低排列顺序,讨论筛选将 RPN 较低的作为适合快速改善的 X,将 RPN 较高的作为需要进一步深入分析的 X。适合快速改善的因素有输注效果评估、患者信息、冷链监控、血液库存。需要进一步分析的因素有实验方法、输血指征、输血时机。其中,适合快速改善的因素采用快赢措施立即改善。

(1)针对 X1(输注效果评估):运用取消(eliminate,E)、合并(combine,C)、重排(rearrange,R)、简化(simple,S)——ECRS 四原则进行分析和改善,利用信息系统,简化医生流程,提高效率,减少错误。改进信息系统自动插入检验医嘱,自动导入输血病程记录,减少医生对输血后效果评估不及时的问题,并加大对输血病历的检查、反馈力度,规范医生输血诊疗行为。

(2)针对 X2(患者信息):改进用血管理系统,在临床医生申请输血时,系统会自动提取患者最新临床数据供医生参考；输血科在输血指征审核时可以实时调阅患者病程记录和检验结果，可以严格把控输血指征；对于有输血史的患者，系统可以做到就历史结果及特殊情况及时提醒检验人员。

(3)针对X3(冷链监控)：完善血液出入库、储存制度；持上岗证护士取血，配备专用冷链箱；对急诊取血人员进行培训，考核合格后才可以取血，并进行全程冷链监控及冷链失控率精益可视化管理。

(4)针对X4(血液库存)：通过储血冰箱色彩及预警线管理，信息系统色彩管理，实现血液库存精益可视化管理，并且明确岗位职责，每天落实到相应岗位负责。经过快赢措施改善后，风险顺序数与改善前相比大大降低了，红细胞输注的有效率也稍有提升。

(三)分析阶段(analyze，A)

团队经过流程分析、FMEA及快赢措施改善后，对后续需要进一步深入分析的X进行根因验证。

1. Logistic回归多因素分析发现，红细胞输注有效的负相关独立因素有患者发热、感染、肝脾大、直接抗球蛋白试验(direct antiglobulin test，DAT)阳性等。DAT阳性是由不完全抗体或补体结合在红细胞上导致的，说明低效价抗体(包括不规则抗体、药物抗体)漏检会影响红细胞输注效果，故须改进实验方法，提高检出率。在患者发热、感染、肝脾大时，输血会影响红细胞输注效果，所以需要把握输血时机。

2. 卡方检验验证，既往输血史、既往红细胞输注量与红细胞输注有效性三项存在显著性差异，$P<0.05$，所以需要精准评估患者的输血次数和输血量。

3. 跟踪临床红细胞输注无效的案例发现，该患者被鉴定出含有低效价不规则抗E抗体后，给他输注E抗原阴性血均达到预期目标。调查发现，该患者之前8次输注红细胞，4次有效，输注有效率为50%，这与人群E抗原50%的分布概率相吻合。说明低效价不规则抗体漏检可以导致红细胞输注无效。

项目组同时查阅了国内外指南及相关论文也得出，红细胞输注有效率的主要影响因子有X5(实验方法)、X6(输血指征)、X7(输血时机)。

(四)改进阶段(improve，I)

1. 实施对策

(1)针对X5(实验方法)：改进实验方法，提高低效价抗体检出率；建立疑难标本鉴定流程；加强业务学习，并对相关人员进行能力评估及技能考核，合格后方可上岗；增加特殊标本分享看板、疑难标本记录，并及时分享。

(2)针对X6(输血指征)：系统增加用血决策辅助功能、用血权限限制、用血指征系统审核，与人工审核相结合，对全院合理用血率进行精益可视化管理并积极推广自体输血。

（3）针对X7（输血时机）：建立输血时机评估流程，并针对评估制度进行培训、考核；增加系统自动提醒功能（如患者输血前有发热等）。

2.效果评价

收集数据，对比分析改善前后红细胞输注有效率。红细胞输注有效率从76.9%提高到90.5%，卡方检验 $P<0.05$，有显著性差异。流程能力Z值从0.4080提高到1.3308，有明显改善。

（五）控制阶段（control，C）

在实施改善措施后，制订控制计划。①在合理用血环节，每月监测60份红细胞输注病例，合理用血率要求达到90%以上。当合理用血率低于90%时，应分析缺陷原因，在医院内网上公示，并联系相关科室进行整改。②在输血评估环节，每月监测60份红细胞输注病例，输血评估率要求达到90%以上。当输血评估率低于90%时，应分析缺陷原因，在医院内网上公示，并联系相关科室进行整改。③在疑难标本检出例数方面，每月考核检出例数。当疑难标本检出例数少于5例/月时，需在科室例会上进行原因分析。④在冷链全流程监控方面，每月检查冷链失控率。当冷链失控率超过5%时，要分析冷链失控原因，找出失控点，并立即整改。

同时要在关键流程上建立重点监控点，建立新的标准化作业书。①在输血相容性检测环节建立疑难配血流程，增设疑难标本报告程序，重点关注低效价不规则抗体漏检问题。②在输血评估环节建立输血评估制度，完善用血管理系统，重点关注患者信息是否完整。③在血液运输和血液储存环节，强化血液出入库制度、储存制度、血液库存管理制度等，做到全流程冷链监控，重点关注冷链失控点。

（六）项目总结

1.项目收益

以该院2018年全年红细胞使用量13793U，红细胞有效输注率提高13.6%计算（不包括红细胞无效输注不良后果产生的隐形费用），可以直接为患者减少经济负担52.34万元，减少1875U红细胞的使用，节约宝贵的医疗资源。

2.无形收益

该项目在第二届泛长三角医院多维管理工具应用大赛活动中荣获一等奖。

三、案例总结

血液是宝贵的、稀缺的人类医疗资源，它能给患者带来生的希望；同时因“窗口期”、传染病、免疫性等问题，可能给用血患者造成新的伤害甚至死亡的隐患。因此，安全、合理、有效输血是每个医务工作者的追求和目标。该项目运用六西格玛管理方法对红细胞输注有效率进行流程优化和质量控制，对其中适合快速改善的因素采取快赢措施立即改善，起到快速高效、立竿见影的改善效果，并用 Logistic 回归多因素分析、卡方检验验证等统计方法科学确定影响红细胞输注有效率的主要因素，使得改善措施的制定更科学、更有效。该项目充分运用统计工具和管理工具，使用技巧恰当，成效显著，值得推广。

参考文献

[1] 何桢. 六西格玛管理[M]. 3 版. 北京：中国人民大学出版社，2014.

第八章

5S现场管理法

第一节　5S工具介绍

一、名词解释

5S现场管理法是一种现代企业管理模式,5S即整理(seiri)、整顿(seiton)、清扫(seiso)、清洁(seiketsu)、素养(shitsuke),又被称为“五常法则”。5S起源于日本,是指在生产现场中对人员、机器、材料、方法等生产要素进行有效的管理,这是日本企业的一种独特的管理办法。5S广泛应用于制造业、服务业等,改善现场环境的质量和员工的思维方法,使企业能有效地迈向全面质量管理,主要针对制造业,在生产现场对材料、设备、人员等生产要素开展相应活动。医院5S标准化体系建置是扩大的5S,推行和评审标准按照33条衡量要素,包含6S(安全,safety)、7S(节约,save)、8S(效率,speed)、9S(服务,service)、10S(坚持,sustain)、11S(制度化,systematize)和12S(标准化,standardize),涵盖医院感控预防、消防管理安全、有害物质管理等多个环节,重点考量患者安全、医院成本、员工效率、服务品质等指标,最终达到标准化、制度化、规范化,让员工养成“说写做合一”的习惯。

二、工具作用

1.整理(seiri)

(1)将工作场所的所有东西区分为有必要的与不必要的。

(2)把有必要的东西与不必要的东西明确地、严格地区分开来。

(3)不必要的东西要尽快处理掉。

2. 整顿(seiton)

(1)对整理之后有必要的物品分门别类放置,排列整齐。

(2)明确数量,并进行有效标识。

3. 清扫(seiso)

(1)将工作场所清扫干净。

(2)保持工作场所环境干净、亮丽。

4. 清洁(seiketsu)

(1)清洁工作是整理、整顿、清扫的完善和补充。

(2)通过制度建设和习惯的培养,使前面3项工作水平始终保持在一个较高的层次。

(3)这是5S的核心。

5. 素养(shitsuke)

(1)制度素养:对规定的事务要严格遵守执行。

(2)业务素养:熟练掌握工作基本技能。

(3)情商素养:具备团队意识和团队合作精神。

(4)工作态度素养:要积极、认真、仔细、乐观。

三、实施步骤

5S现场管理实施步骤见图8-1。

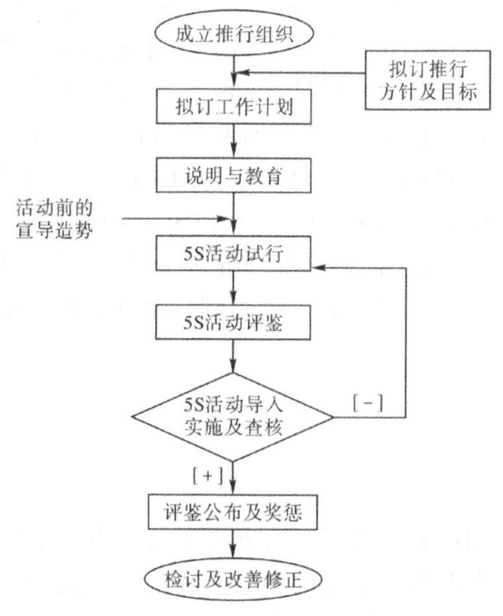

图8-1 5S现场管理实施步骤

四、适用范围

在推行 5S 活动前，首先在工作环境现场及周围拍照存证，而后将拍照发现的问题曝光，针对改进方向让大家有所共识。推行 5S 活动后，再拍照比较，可以较为直观地看出推行的成效。

根据推行 5S 活动前拍照存在的问题制定 5S 管理标准，举例见表 8-1。

表 8-1 制定 5S 管理标准

类别	目的	标准	对象
文件摆放标准	明确所有文件资料的摆放与归类，区分待处理、处理中、未处理文件，管理规范化，可以节约查找文件的时间，提高工作效率	1. 墙上所粘贴的文件要平整，且保持与墙沿平行。 2. 各类资料、物品要编号，贴标签做标记。 3. 文件柜内保持清洁整齐，随时进行清理和整顿。 4. 过期文件和通知要及时清理，清理时也要注意清洁周围环境	包括通知、公文、制度、操作规范等
办公室标准	强化办公环境管理，营造良好工作环境，合理使用办公设备设施，保护医院财产	1. 人离开，座位推进；短时间外出，座位半推进。 2. 办公桌水平摆放，桌沿与墙面保持平行。 3. 桌上物品要分门别类，摆放位置要体现顺手、方面、整洁、美观，有利于提高工作效率；与工作无关的物品不要放在办公桌上。 4. 饮水机、计算机、电话机、打印机等设备分别摆放，电线较多时用集线盒	包括办公桌、办公椅、计算机、打印机等
办公楼内标准	提供一个干净、整洁的工作场所，消除消防隐患	1. 办公楼要随时保持干净、整齐；楼道内的废弃物品、设备要及时清理。 2. 楼道、墙面等有损坏的地方要及时处理；施工的地方在施工完成后要及时恢复原貌，保持环境整洁。 3. 楼道内的宣传板要悬挂整齐，且要定期清洁；楼内设备物品要定期清洁	包括楼道、墙面、楼道间设备等
病房标准	规范护理管理模式，提供优质护理服务，通过科学的管理手段来提高护理管理质量，提升患者满意度	1. 清洁设施设备，每天检查保证随时可用且取用方便。 2. 病床定期清洁，患者出入院均要及时清理。 3. 药品定点存放，检查效期、包装等，保证质量，及时清理过期药品。 4. 病房地面等定时清扫，定时空气循环消毒；有污染的地方须使用消毒剂清洁	包括病床、工作台、备用药储藏柜等

续表

类别	目的	标准	对象
药房标准	提升工作环境整洁度，提高药品调剂速度，降低药品调剂差错率	1. 各种药品分类摆放；药品的摆放应按“先进先出，近效先出”的原则，避免药品过期情况的发生。 2. 标识清晰，相似药品、高危药品分开摆放；应用频率高的药品集中摆放，高危药品、麻精药品等单独摆放。 3. 药房保持干净、整洁；药房玻璃要定期清洁；纸箱、纸盒、塑料袋等物品要定期处理。 4. 下班后窗户内的工作台、相关的设施设备上要保持没有任何药品及其他物品	包括工作台、设施设备、药品等

五、注意事项

5S在塑造医疗机构整体形象、降低成本、提高诊疗过程安全性、创造令人心旷神怡的工作场所、现场改善等方面发挥了巨大的作用。但在推行过程中应注意以下3点。

1. 切入点的选择。从整理好与员工切身利益相关的环境开始，从行政后勤部门开始，比如从员工的食堂逐步推广到工作场所、诊疗场所等。

2. 活动和措施的选择。可开展强化措施，比如管理强化月、节约能源月等，并建立奖惩体系，定期开展评比工作，将5S成果保持下去。

3. 避免流于形式。辅导员要多去科室实地勘察，多找问题，狠抓落实，让5S管理成为一种习惯，结合奖惩制度，两者共同运行产生效果。

第二节　案例分享——某医院开展5S标准化体系建置活动

一、案例导读

目的：某县级基层医院存在员工素质参差不齐、服务理念落后、工作量大等问题。随着各科诊疗项目逐渐增加，导致科室管理难度增加、患者就医体验差、员工满意度度低等问题凸显。传统粗放型经验式管理已经无法满足现代医院精细化管理的需求，要加快医院精细化管理，就必须做好最基础的现场管理。

5S管理就是一种现场管理方法，就像一张高效过滤网，事无巨细地辨别、筛选基层医院日常工作中的各个环节，纠正习惯性思维。

方法：创立基层医院院内辅导员晋级机制，辅导员通过系统理论培训、课桌式培训、角色演练培训等多种方式，不断地把优秀人员扩充到团队中，让辅导员成为每个科室的5S摆渡人。辅导员2人一组，每周到分管科室进行实地指导和督查，对存在的问题提出建议或改善方案。

医院成立5S推行委员会（简称5S推委会）和执行小组（以辅导员为单位），院长担任5S推委会主任，护理部主任担任执行小组总干事，专门负责全院5S推行工作。5S推委会与执行小组采取上下联动机制工作；辅导员针对科室推行过程中存在的问题，提交到执行小组讨论；执行小组不能解决的问题由执行干事汇总后递交5S推委会讨论解决。院级层面共计收集44个问题，主要是危化品管理、值班室漏水、外包公司织物清洗等。

结果：经过2年的5S标准化体系建置，成效显著，医院环境改变最明显，其中员工理念改变最可贵，学会思考和主动参与科室管理。5S管理成为医院一张响亮的名片，吸引省内外30余家医院400余人参观、访问与交流。

结论：将5S管理方法引入现代医疗管理体系中，能在很大程度上在全院感控预防、消防管理安全、有害物质管理等多个环节帮助医疗机构，重点考量患者安全、医院成本、员工效率、服务品质等指标，最终达到标准化、制度化、规范化，让员工养成“说写做合一”的习惯。项目成效显著，值得推广。

二、案例介绍

（一）主题选定

经过讨论，为解决医院部分员工服务理念落后、人力配置不到位、工作环境脏乱等问题，决定通过5S现场管理法来提升医疗环境及行业竞争力。

（二）现状把握

1. 成立5S推委会

5S推委会每月召开一次会议，协调系统性问题。执行小组每周到所负责的科室进行5S指导、追踪作业等。每两周召开一次执行小组会议，每月进行一次全院汇报反馈，完善和落实5S各项制度并进行持续质量改进。

2. 拟定推动奖励方案

第一批推行科室以团队设奖，竞赛评分包括平时考核成绩和期末考核。期末考核由书面评审、现场评审、汇报评审三部分组成。第二批推行科室参考上一年的方式，推行时书面评审新增“辅导员下科室与科室指导记录单”。辅导员每次对科室辅导后填写科室上交作业的情况，由此得出最后的书面成绩。另外，设置标杆科室若干奖项，以激励第一批推行科室员工维持良好的素养。

3.学习宣导

选派辅导员参与5S相关知识培训，对全院进行5S理论培训。科室再组织全科成员进行分阶段培训。执行干事和3位辅导员分阶段对全院进行5S理论培训和实操培训，并就推行过程中的经验总结进行交流分享。在辅导员的督导下，科室再组织全科成员进行分阶段培训。

4.改善前定点摄影

改善前定点摄影，比如：办公用品与私人物品、保洁用品混放，存在院感风险；物品顶至天花板，过道上堆满了杂物，存在消防安全风险；工作场所杂乱不堪，仪器未定位或无序放置，影响抢救时效性；耗材一次性领用太多，未做到“先进先出，近效先出”，存在过期的风险。

(三)目标设定

1.提供安全的就医环境。

2.有效利用资源，降低成本。

3.建立标准化管理模式。

4.创造舒适的工作环境。

5.强化员工综合素养。

(四)活动执行

1.整理

经过全科动员后，按照个人负责区域进行整理，根据5S使用频率表进行分类，给闲置已久的或不使用的科室物品贴上红单。辅导员负责实际指导和进度跟踪。科室将贴上红单的物品填写到5S废弃物品整理表中，并上交至5S推委会，由5S推委会安排相关职能部门审核物品并对需要的物品再次进行明确的定义与处理，对不需要的物品进行统一处理，环境较前明显整洁。

2.整顿

各科室考量使用频率、先进先出、院感、消防等原则重新摆放物品。同时考量四定原则(定点、定位、定容、定量)。

(1)采用标识法、直角法、全格法、影绘法进行定位标识，对危险、易错、逃生物品进行警告性标识，开展目视管理。

(2)对复杂、物品存放多的区域(如库房)制作示意图；划定区域放置破损品及暂存品。

(3)使用合适的容器放置物品,尽量利用框架,多层放置,提高收容率,框架及箱柜内部要明显易见。

(4)完善耗材二级库信息管理,调整物品配送周期,使用量调整到最小限度,并注重效期管理。

3.清扫

科室各单位元(开展 5S 管理的区域)责任人利用 4W1H 对各个单位元列出清扫规范后形成清扫清洁准则。

4.清洁

(1)科室人员根据 4W1H 制定各单位元的日、周、月清洁准则,确定实施检查班次、时间、人员、职责、执行率,制定查检表和清扫清洁分工表。采用一人执行、一人复查并签名的方式,复查者将问题直接反馈给执行者,并将存在的问题记录在查检表上。

(2)科室对开展 5S 管理的要求做出了细致的规定,并按照院部下发的标准文件格式形成标准化制度,以确保员工能按规章办事,形成同质化管理。

(3)每月召开一次全院汇报反馈会议,将上个月检查存在的问题传达到全员,实现 PDCA 改进。

5.素养

(1)为进一步提升 5S 管理水平,提高工作效率,充分调动和发挥员工的管理主动性,激发员工的改善热情,通过实践不断完善提案流程,制定 5S 提案制度,并以奖励的方式鼓励员工提出改善意见。

(2)为方便培训,帮助新进人员与轮岗人员快速熟悉各单位元,使培训达到同质化,每个单位元都建立图谱。

(3)为扩大宣传力度,医院和科室通过网络、橱窗、展板等进行宣传。

(4)为了维持成效,部分科室进行单位元比赛。

(五)效果确认

1.制定 5S 成果评核表,查核确认成果

查核目的(Why):确认 5S 开展成效和素养维持成效。

查核内容(What):5S 衡量要素 33 条。

查核时间(When):2017 年 10 月 20 日。

查核地点(Where):第一批 8 个标杆科室。

查核人员(Who):院内辅导员 6 人。

查核方式(How):每个科室随机抽查4个单位元。

参照5S评审表:5分,表示完全符合;4分,符合;3分,部分符合;2分,不符合;1分,完全不符合。目标认定3.5～4.5分为成效维持有效。查核结果:总分为4分,显示改善效果良好。

2.院、科问题解决率提高

(1)院级问题:改善前,仅解决2个问题;改善后,共解决29个问题。

(2)科级问题:改善前,解决16个问题;改善后,共解决325个问题。

3.完善二级库信息化管理

完善一次性耗材效期管理,利用信息化优势,做到效期实时监控。对近期耗材进行全院调配,减少浪费,保障安全。改善前,耗材损耗率为0.33%;改善后,耗材损耗率为0.18%;改善1年后,耗材损耗率为0.04%。

4.患者对环境满意度提高

通过5S管理,医院整体环境明显改善,患者的就医体验感增强,对环境的满意度从改善前的83%提高到改善后的92.8%。

(六)检讨与改进

5S标准体系建置突破传统概念中的5S,涵盖感控、消防、有害物质管理、安全等多个环节。运用33条衡量要素,重点考量了患者安全、医院成本、员工效率、医院服务等指标,最终达到标准化、制度化、规范化,让员工养成"说写做合一"的习惯,改变了员工的5S管理理念,按照5S管理理念做到提前进行整体布局干预、前期备物和定量预算。

目前,还存在一些问题,如:①部分区域未安装门禁系统,夜间用药非专人运送,存在安全隐患。②信息系统支持不够完善,降低了医院的管理水平和工作效率。③员工5S管理理念虽有提升,但缺乏长效监督机制,素养维持存在不足。

(七)创新点

1.培训方法多样化

除现场问题查找能力、课桌式演练、角色演练、追踪方法学、科级与系统性问题分类判断、5S标准化体系建置模拟评审实地演练等多种培训外,还安排辅导员参加省级医疗质量管理评价师培训,派选优秀的辅导员赴国外参观学习,并训练辅导员使用追踪工具,于每次追踪后集中培训。

2.制定5S推行激励制度

为激励辅导员的工作积极性,每周到相应负责的科室进行督察和指导,年末给予每人一定的奖金激励，另外按照所辅导科室的年末获奖金额的 10% 发放给辅导员作为激励，推行 5S 管理的科室在科室年度综合目标考核中酌情加分。

3. 建立辅导员晋升机制

辅导员晋升机制分为初级、中级、高级三级。初级辅导员主要负责对院内科室进行指导与追踪，中级辅导员主要负责进行全院授课（含初级权限），高级辅导员可到其他医院进行培训与指导（含初级、中级权限）等。同时，建立“辅导员下科室与科室指导记录单”形成双向监督机制。

4. 形成院科联动机制

5S 推委会对院领导与 5S 执行小组建立联动机制，成立直达渠道并以 4W1H 落实相关分管领导。

5. 以标杆带动全院

挑选若干科室作为首批标杆科室推行 5S 管理，通过建立标杆科室，让全院有模板可循，明确改善方向。

三、案例总结

5S 管理理念一般应用于企业的生产工作中。本项目通过突破传统概念中的 5S，将 5S 管理理念与医疗机构的行业特点有机地结合，涵盖医院感控、消防、有害物质管理、安全等多个环节，能在很大程度上帮助医疗机构发现日常工作管理中存在的问题，并以问题为导向，有针对性地制定改善措施，能真正解决管理中的实际问题。项目成效显著，值得借鉴与推广。

第九章

灾害脆弱性分析(HVA)

第一节　HVA 工具介绍

一、名词解释

灾害脆弱性分析(hazard vulnerability analysis,HVA)是医院应急管理工作的前提和基础。脆弱性概念起源于对自然灾害问题的研究,是风险性、敏感性、适应性和恢复力等概念的集合,包括:暴露于风险事件或遭受损害的可能性;遭受风险事件影响或损害的程度;承受风险事件的能力等。

二、工具作用

医院 HVA 就是系统性地根据医院所处地域、规模、功能定位、软硬件条件等实际情况,分析、查出、确定医院最薄弱的环节,最易受侵袭的危险方面,判断出最易遇到的灾害及其影响程度,如可能造成的生命、财产损失。同时,考察和分析医院对这种灾害的抵御力,从而积极采取相应预防和应对措施,以减少和降低损失。

三、实施步骤

HVA 不是完全独立的工具,而是医院应急管理中无法分割的一部分,具体步骤尚无严格定论,一种说法是可参考失效模式与效应分析(FMEA),另一种说法是至少要有危害识别、风险评分、统计测算、排序分析这四大核心步骤。综合两种说法,HVA 的全流程八大步骤如图 9-1 所示。

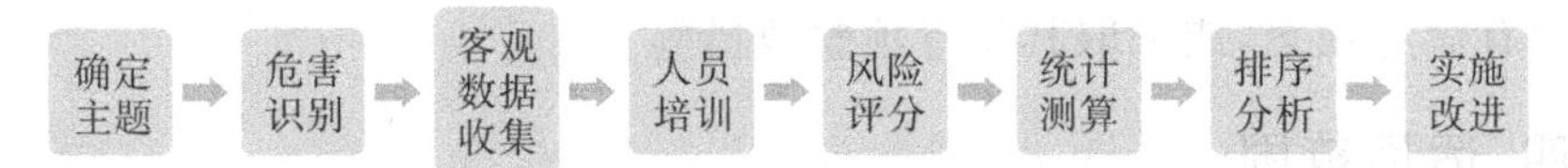

图 9-1　灾害脆弱性分析(HVA)实施步骤

1.确定主题

以年度应急工作计划来确定 HVA 的开展时间、层级、规模和形式等。

2.危害识别

根据本医疗机构实际情况列出可能发生的风险事件,可增减事件项目、修改事件分类;亦可修订工具表单,如统一评分标准、增加注意事项等。

3.客观数据收集

通过文献、新闻报道等渠道,了解本区域近年来遭受自然灾害的历史数据,本地区或其他同类医疗机构遭受突发风险事件的案例;以独立院区为单位收集本医疗机构地理、交通、经济等基本情况,近几年发生技术故障、人为事件的历史数据,目前已有的应急预案和流程,及往年演练情况等。

4.人员培训

确定参与评估人员的范围,邀请主要行政后勤部门、重点临床科室在该院区的主要负责人或资深一线员工,并进行理论知识和工具使用的统一培训,确保参与评估人员有较强的风险意识、管理理念和评分规则依从性。

5.风险评分

按照评分标准对风险事件进行 7 个维度的评分。评分工作强度较大,为避免疲劳应付,建议 2～3 人为一小组共同完成一份评分表。

6.统计测算

回收评分表后筛选有效数据,按照每张评分表的参评人数赋予权重并计算单项分数,按照公式对每项风险事件的相对风险值进行测算。

7.排序分析

按照相对风险值,从高到低对所有风险事件进行排序,对排序靠前的事件进行分析(如取前 10 名,或以最高分的 80%划定分数线),在各院区间进行横向比较,与历年进行纵向比较。如排序发生显著变化,则需要分析其原因。

8.实施改进

根据排序结果和原因分析,选取院级年度应急演练的主题,组织大规模的综合性演练,并对演练结果进行总结和整改;评估是否需要新增或有针对性地修订现有应急预案，或采取其他专项整改措施。

四、适用范围

适用于所有医疗机构，以独立院区为单位(正式运行 1 年及以上，有历史数据为佳)进行分析，可根据实际情况调整纳入评估的风险事件项目。

五、注意事项

充分的客观数据、高效的人员培训对 HVA 结果的可靠性有重要影响。

第二节 案例分享——多院区模式下的 HVA

一、案例导读

目的：2007 年，美国医疗机构评审国际联合委员会在第 3 版医院评审标准中要求医院通过 HVA 识别、评估潜在危害；2011 年起，我国卫生部将其先后纳入二级及以上各类医疗机构的评审标准，要求医院通过风险评估和分类排序明确应对重点，制定并完善各类应急预案。作为医院年度应急管理工作的第一步，多院区模式的医院需要明确各院区在地理位置各不相同、功能和定位有所差异的情况下所面临的风险点，以及应急准备工作的薄弱点。

方法：多院区模式的医院使用符合自身特点的 HVA 工具，以独立院区为单位收集客观数据，对参与评分人员进行统一培训，基于评估结果完成各院区相对风险排序，并对排序靠前的或者与历年排序相比变化较大的事件进行具体分析。

结果：找到各院区相对风险值较高，排序靠前、排序变化较大的风险事件，作为本年度各院区的应急工作重点，对各院区风险特征的共性和个性形成明确认识。

结论：以 HVA 结果为基础，完成年度院区综合应急演练并进行总结改进，针对院区特点修订应急预案，并通过下一年度的评估结果排序变化情况，验证本年度的应急管理工作成效。

二、案例介绍

某医院地处钱塘江下游，是浙江省北部的一家三级综合医院，由 4 个院区组成，在市中心原有 2 个老院区(以下称院区①、院区②)，并于 2019 年、2020 年分别在距离市中心较远的新兴城区新建 2 个院区(以下称院区③、院区④)。

2012年，该院首次将HVA作为医院应急管理的风险评估工具；2017年起，将HVA作为常规工作持续开展，在老院区有一定的数据积累。2021年进行年度评估时，院区①～④开放床位数分别为2500张、800张、1000张、700张。

1.确定主题

该院2021年医院应急管理工作计划确定4大院区均独立开展HVA，由应急办召集，质管部组织培训，参与人员以院区驻点人员为主。全院31项应急预案均需在4大院区完成年度演练，由于院区③开张刚满1年，院区④开张仅2个月，所以除根据HVA结果选择预案进行院级综合演练外，其余预案在新院区完成实地演练，老院区视情况可进行模拟演练或桌面推演。

2.危害识别

根据医院实际情况，在美国凯撒医疗机构(Kaiser Permanente)2014版HVA基础上修订了该院2021年版模板，将风险事件分为三大类46项。其中，自然灾害10项，技术故障23项，人为事件13项，具体如下。

(1)自然灾害：台风、洪水、山体滑坡、地震、极端温度(极冷/极热)、干旱、雪灾、雷暴、外部火灾、传染病暴发。

(2)技术故障：供水故障、水污染、排污系统故障、电力故障、备用发电机故障/燃料短缺、空调故障、电梯故障、蒸汽故障、天然气故障/短缺、医疗气体故障/短缺、医用负压故障、医疗废物泄漏/暴露、内涝(含泛水)、建筑结构损坏、火灾警报设备故障、内部火灾、物资供应短缺、通信故障、信息系统故障、医疗设备故障、转运风险、化学物质泄漏/暴露、放射性物质泄漏/暴露。

(3)人为事件：重点人群突发状况、罢工行动、大规模创伤事件、群体食物中毒、院感暴发、司法诉讼、恐怖袭击、群体性治安事件、人质劫持、婴儿失踪、网络舆情、医疗风险差错、医闹/暴力医疗纠纷。

确定统一的HVA评分标准(见表9-1)供打分人员参考。该标准从2017年选定后持续使用，保证了历年数据的可比性。

应用最佳实践

表 9-1　某医院灾害脆弱性分析(HVA)评分标准

评分		0 分	1 分	2 分	3 分
正向分数	发生概率	本地区从未发生，或有证据证明不可能发生	本地区其他医院曾发生，或本院有发生的潜在可能	近 3 年可能发生，或曾发生此类事故 1 次以上	每年可能发生，或曾发生此类事故数次
正向分数	人员伤害	员工和患者无明显危害；不需任何评估或处置；不会造成感官不适或职业病；有害物接触时间<1 小时	受到惊吓；仅需评估，无须额外医疗处置；感官有轻微不舒服；有害物接触时间≥1 小时且<2 小时	可能导致暂时性失能(伤害)；2 名及以上访客需额外医疗处置，不需住院；感官明显不适；有害物接触≥2 小时且<4 小时；处于噪声区(80 分贝以上)	因意外导致永久伤害甚至死亡；2 人及以上住院；有害物接触≥4 小时且<6 小时；噪声在 85 分贝以上
正向分数	财产损失	<5 万元	≥5 万元且<10 万元	≥10 万元且<20 万元	≥20 万元
正向分数	服务影响	不需要停工	部分仪器设备、部分科室停工，时间<1 天	部分仪器设备、部分科室停工，时间≥1 天且<3 天	部分仪器设备、部分科室停工，时间≥3 天
反向分数	应急准备	有应急预案，每年常规演练 1 次，不断修改完善，参与人员熟悉应急措施，应急物资充分	有应急预案，近 1 年内曾演练过，有总结和改进，但存在问题	有应急预案，曾演练过，但没有总结	无应急预案；或有应急预案，但无演练
反向分数	内部响应	对性质判断和持续时间预计准确。预案启动后能在 5 分钟内完成总指挥第一条命令下达。有后备方案	对性质判断和持续时间预计基本准确。预案启动有拖延。指挥系统能运转，但不顺畅。无后备方案	预案启动时机拖延 30 分钟以上。指挥系统存在问题，不能有效运转	本院从未发生过，没有演练
反向分数	外部响应	与政府相关部门、同行、物资供应商有密切的应急协作，有书面协议，或举行过协同应急演练	与政府相关部门、同行、物资供应商有顺畅的应急协作经历，但无正式协议，响应时间和双方义务不确定	与政府相关部门、同行、物资供应商曾有应急协作，但不顺畅	本院从未发生过，也没有演练

3. 客观数据收集

如涉及多个院区,则区域数据可共用。院内数据需以独立院区为单位进行收集,以下是院区①的相关内容。

(1)本区域近年来遭受自然灾害的历史数据,可将气象台数据作为参考,如:2020 年浙江省经历了罕见的超长梅汛期、跨年强寒潮等天气过程,也受到台风、强对流、高温等天气的影响。预警发布主要集中在寒潮、台风、强对流、梅汛期等四类天气过程影响期间,其中预警发布最多的一天(跨年强寒潮)出现在 12 月 29 日。

(2)本地区或其他同类医疗机构遭受突发风险事件的案例,如:

1)2019 年利奇马台风登陆浙江省:某地区医院成为停电老城中的一座“灯塔”。

2)2020 年温岭油罐车爆炸事故:当地医院紧急救治,省内专家驰援。

(3)基本情况(以院区①为例)是院区①位于市中心闹市区,海拔 19 米(与本市平均相同),附近有市政河流,与江、湖、山等距离较远,周边有大量住宅、办公楼、若干所学校,有地铁、火车站、城市快速路等交通设施。开放床位 2500 张,提供门、急诊及住院服务,医疗服务辐射范围以该市为核心覆盖全省乃至省外。

(4)近年来发生技术故障、人为事件的历史数据(以院区①为例)见表 9-2。

表 9-2 院区①风险事件历史数据收集表

分类	风险事件	2019 年发生次数	2020 年发生次数	责任部门
技术故障	供水故障	0	1	总务部
	排污系统故障	7	0	总务部
	电力故障	1	1	总务部
	备用发电机故障/燃料短缺	1	0	总务部
	空调故障	25	10	总务部
	电梯故障	216	192	总务部
	内涝	0	1	总务部
	火灾警报设备故障	0	1	保卫部
	信息系统故障	2	2	信息中心
	医疗设备故障	3521	4079	医工部

续表

分类	风险事件	2019年 发生次数	2020年 发生次数	责任部门
人为事件	网络舆情	45	14	宣传中心
	医疗风险差错(以非计划二次手术为例)	211	298	质管部
	医闹/暴力医疗纠纷	2	2	医务部

(5)该院目前已有的应急预案和流程,及往年演练情况如下。

预案:该院有突发事件总体预案1篇,专项预案30篇,各院区通用,涵盖人力资源调配、公共卫生、传染病、群体性外伤或中毒、医疗纠纷、医疗技术风险、用血、药品应急供应、特殊管理药品、临床试验、院感、生物安全、危化品、辐射、火灾、医疗设备、医用气体、医疗废物、自然灾害、防汛抗台、雪灾、食物中毒、停电、停水、水污染、电梯意外、信息系统网络、通讯、恐怖事件、婴儿盗抢。

演练:每年选取1个主题,由应急办组织院级综合演练,其余预案由负责科室组织演练,确保每项预案每年完成1次演练,形式不限,完成率在老院区保持在100%。如2019年院级演练为信息系统故障;演练后次年,该事件排序明显下降。但由于2020年两大新院区正式运行均未满1年,所以仅进行了开业相关预案演练,并未按照原有管理模式完成所有预案的常规演练。

4.人员培训

由医院应急办召集,质管部进行医院应急管理与HVA培训,参会人员在会上完成风险评估的打分。参会人员为主要行政后勤部门、部分医疗护理医技科室在该院区的主要负责人或资深一线员工。

(1)人员结构:

行政后勤部门:医院应急办(党政综合办)、分院区综合办/筹建办、质管部、医务部、护理部、门诊部、财务部、保健部、医保办、院感部、入院服务中心、保卫部、基建总务部、物业管理部、医工信息部等。

医疗护理医技部门:外科、内科、急诊科、重症医学、护理病区、检验科、病理科、超声医学科、放射科、麻醉科、手术室、输血科、药学部等。

(2)培训内容:内容分理论知识与工具使用两块,有应急管理、灾害风险概念与案例介绍、HVA表单评分规则与注意事项、前一年度医院应急管理情况、医院客观数据呈现等;培训耗时约30分钟,并在现场打分,同时进行答疑。

(3)培训效果:本次HVA小组成员来自各行政后勤部门、医疗护理医技科室,有丰富的专业知识和管理经验,经过培训后参考相关资料进行评分,数据可信度较高。该院对参与评分人员的组成经验进行了分析(在此不做赘述)。

5.风险评分

按照评分标准对风险事件进行7个维度的评分。评分工作强度较大,为避免疲劳应付,本次主要2～3人为一小组共同完成一份评分表。

6.统计测算

(1)评分表的回收:HVA评分在会议当场完成和回收,并在数据中筛选出有效数据进行汇总和分析。4大院区分别回收评分表18、18、25、27份,回收数据828、774(3项风险事件不适用)、1150、1242条。

(2)有效数据的定义与筛选:每项风险事件有7个评分项目,有效分值为0～3分(见表9-3)。将评分项目齐全、分数在有效分值内且不全为"0"的数据视作一条有效数据。4大院区本次分别筛选有效数据680、594、805、1073条。计算每项有效数据的算术平均值,并作为本次HVA的最终分数,结果保留到小数点后2位。

表9-3　某医院HVA有效分值对应表

正向分数				反向分数		
事件发生可能性	人员伤害	财产损失	服务影响	应急准备	内部响应	外部响应
0=可能性极低 1=可能性低 2=可能性中等 3=可能性高	0=极轻度影响 1=轻度影响 2=重度影响 3=重度影响			0=准备完善 1=准备较完善 2=准备不完善 3=准备极不完善		

(3)相对风险的计算:采用美国凯撒医疗机构2014版HVA模板中的计算公式,结果保留到小数点后2位。

7.排序分析

(1)总体排序(以院区①为例):将46件风险事件分数测算完毕后得到排序总表(见表9-4),与前一年度排序进行对比,重点关注排序靠前(如前10名)和排序变化大(变动10名及以上)的事件。

表9-4　2021年风险事件排序汇总表(院区①)

2021年排序	2020年排序	风险事件	可能性	人员伤害	财产损失	服务影响	应急准备	内部响应	外部响应	相对风险
1	11↑	司法诉讼	2.67	1.27	2.47	0.80	2.07	1.40	1.40	46.42%
2	6↑	医闹/暴力医疗纠纷	2.87	2.40	2.60	1.13	0.80	0.73	0.87	45.30%
3	3→	医疗设备故障	2.93	1.67	2.13	1.60	0.60	1.27	1.07	45.27%
4	5↑	空调故障	2.54	1.00	2.15	0.46	2.46	1.82	1.54	44.35%

续表

2021年排序	2020年排序	风险事件	可能性	人员伤害	财产损失	服务影响	应急准备	内部响应	外部响应	相对风险
5	12↑	网络舆情	2.60	1.27	1.47	0.67	2.40	1.53	1.13	40.77%
6	29↑	内涝(含泛水)	2.07	1.47	1.60	1.27	2.40	2.00	1.73	40.06%
7	9↑	建筑结构损坏	1.62	1.85	2.08	1.62	2.77	2.46	2.31	39.12%
8	1↓	台风	2.60	1.80	2.27	0.87	0.87	1.00	1.27	38.84%
9	30↑	群体性治安事件	1.82	2.09	2.36	1.45	2.55	1.45	1.45	38.26%
10	2↓	传染病暴发	2.47	2.67	2.73	1.60	0.40	0.47	0.47	38.07%
11	39↑	恐怖袭击	2.07	2.87	2.67	1.80	0.93	0.87	0.73	37.76%
12	8↓	医疗风险差错	2.67	2.40	2.20	0.80	0.73	0.67	0.80	37.53%
13	14↑	转运风险	2.13	2.07	1.53	0.73	2.07	1.47	1.60	37.40%
14	16↑	电力故障	2.64	1.45	1.27	1.55	0.73	1.00	1.00	34.18%
15	32↑	物资供应短缺	2.27	1.47	1.47	1.07	1.53	1.53	1.00	33.86%
16	4↓	信息系统故障	2.93	1.13	1.07	0.93	0.67	1.47	0.93	33.68%
17	7↓	电梯故障	2.73	1.13	1.93	0.53	0.80	1.07	1.07	33.07%
18	23↑	内部火灾	1.93	2.27	2.47	1.87	0.47	0.80	0.87	31.27%
19	19→	备用发电机故障/燃料短缺	1.50	1.67	1.33	2.00	2.17	1.83	1.83	30.09%
平均相对风险										29.74%
20	15↓	院感暴发	1.62	2.46	2.38	1.85	0.62	1.31	1.31	29.68%
21	31↑	大规模创伤事件	1.50	2.60	2.40	1.40	0.40	1.90	1.90	29.44%
22	28↑	群体食物中毒	1.47	2.60	2.53	1.53	0.73	1.53	1.67	28.79%
23	18↓	雷暴	1.54	1.54	1.62	0.62	2.46	2.00	1.85	28.71%
24	22↓	重点人群突发状况	1.80	1.00	1.00	1.00	2.00	1.60	2.00	28.67%
25	35↑	洪水	1.30	1.90	2.50	1.20	2.20	2.00	2.10	28.65%
26	13↓	排污系统故障	1.50	0.88	1.25	1.13	2.25	2.50	2.25	28.47%
27	33↑	医疗废物泄漏/暴露	2.20	1.67	1.20	1.07	0.60	1.13	1.13	27.70%
28	20↓	地震	1.17	2.00	1.92	1.17	2.83	2.33	2.33	27.19%
29	34↑	极端温度(极冷/极热)	1.50	1.63	1.63	1.13	2.13	1.38	1.75	26.74%
30	45↑	人质劫持	1.15	2.62	2.46	1.62	2.54	1.46	1.38	25.81%
31	25↓	外部火灾	1.60	2.00	1.93	1.07	1.13	1.53	1.00	25.68%
32	44↑	山体滑坡	1.00	2.50	2.50	0.67	2.67	2.67	2.67	25.31%
33	17↓	火灾警报设备故障	1.45	1.55	1.36	1.09	1.36	1.18	1.18	20.81%
34	38↑	化学物质泄漏/暴露	1.46	2.08	1.85	1.31	0.62	0.69	0.92	20.20%
35	46↑	罢工行动	0.78	1.22	2.22	2.22	2.44	2.89	2.89	20.00%

续表

2021年排序	2020年排序	风险事件	可能性	人员伤害	财产损失	服务影响	应急准备	内部响应	外部响应	相对风险
36	37↑	水污染	1.50	1.67	1.33	1.17	0.83	1.00	1.00	19.44%
37	27↓	通信故障	1.77	0.92	0.77	0.85	0.69	1.38	1.08	18.65%
38	21↓	供水故障	1.89	0.78	0.89	1.11	0.44	1.00	1.00	18.27%
39	26↓	医疗气体故障/短缺	1.60	1.80	1.90	1.00	0.30	0.40	0.70	18.07%
40	43↑	干旱	1.00	0.90	0.80	0.50	2.40	2.40	2.40	17.41%
41	24↓	蒸汽故障	1.00	0.60	1.00	0.40	2.00	2.40	2.00	15.56%
42	42→	婴儿失踪	0.83	2.67	1.67	1.33	1.00	1.67	1.50	15.17%
43	41↓	天然气故障/短缺	0.80	1.20	1.20	0.80	2.00	2.00	2.00	13.63%
44	40↓	放射性物质泄漏/暴露	1.00	2.00	1.64	1.55	0.55	0.64	0.91	13.47%
45	10↓	医用负压故障	0.80	1.60	1.00	1.60	1.60	1.60	1.60	13.33%
46	36↓	雪灾	1.00	1.64	1.82	0.45	0.82	0.91	1.18	12.63%
		平均相对风险	1.77	1.74	1.79	1.16	1.46	1.49	1.45	29.74%

(2)单个院区纵向分析(以院区①为例):见表9-5。

表9-5 2021年院区①排序前10名的风险事件原因分析与对应应急预案

2021年排序	2020年排序	风险事件	相对风险	原因推测	应急预案	
					文件名	是否区分院区
1	11↑	司法诉讼	46.42%	1. 主要得分点在“财产损失”与“应急准备”。 2. 部分人员不熟悉相关应急流程。 3. 具体原因有待讨论		
2	6↑	医闹/暴力医疗纠纷	45.30%	1. 日常工作体验,员工可能感受到患者态度较为强硬。 2. 近年来媒体的宣传让员工意识到医闹事件的高发。 3. 曾发生相关事件,影响医护人员人身安全和医疗服务的提供,让员工意识到后果的严重性	·突发重大医疗纠纷应急处置预案	否
3	3→	医疗设备故障	45.27%	1. 日常工作体验,员工可能感受到设备故障带来的不便。 2. 历史数据提示医疗设备维修数量在逐年增长	·医疗设备故障和意外事件应急预案	否
4	5↑	空调故障	44.35%	日常工作体验,该院区员工一直以来对空调问题有体会		

续表

2021年排序	2020年排序	风险事件	相对风险	原因推测	应急预案	
					文件名	是否区分院区
5	12↑	网络舆情	40.77%	1. 医院对舆情的重视程度日益提高。 2. 员工在日常工作和生活中感受到舆情的影响。 3. 每一项风险事件都有可能与舆情相关联		
6	29↑	内涝（含泛水）	40.06%	1. 主要得分点在“应急准备”与“内部响应”。 2. 日常工作体验，员工可能感受到内涝带来的不便	・医院护理部综合应急预案：水应急预案	否
7	9↑	建筑结构损坏	39.12%	该院区为老旧院区，虽然进行了部分提升改造，有一定的效果，但员工与建筑环境、施工过程的矛盾依然长期存在		
8	1↓	台风	38.84%	1. 每年发生。 2. 该院区近几年未受严重影响。 3. 上年度进行了院级综合演练，提高了应急能力	・防汛抗台应急预案 ・重大自然灾害应急处理预案	否
9	30↑	群体性治安事件	38.26%	1. 主要得分点在“应急准备”与“财产损失”。 2. 该院区位于市中心的闹市区，人口密集，交通繁忙、环境复杂。 3. 部分人员不熟悉相关应急流程		
10	2↓	传染病暴发	38.07%	1. 新冠肺炎疫情防控常态化。 2. 传染病知识普及，非专业人士亦认识到传染病的高发性及后果的严重性。 3. 医院有效的抗疫工作让员工拥有信心	・传染病防控组织架构及应急预案 ・突发公共卫生应急处置预案	否

由表9-5可以看出，2021年院区①排序前10名的风险事件中有自然灾害2项，技术故障4项，人为事件4项。4项有对应院级预案，1项有对应护理部部门预案，但缺乏针对院区的个性化内容。院区①可选择类型相似的“司法诉讼”“医闹/暴力医疗纠纷”作为年度院级演练的风险事件进行综合性应急演练。

（3）4大院区横向比较：见表9-6。

表 9-6 2021 年 4 大院区排序前 10 名的风险事件与类别分析

院区①		院区②		院区③		院区④	
1	司法诉讼	1	信息系统故障	1	台风	1	电力故障
2	医闹/暴力医疗纠纷	2	转运风险	2	医闹/暴力医疗纠纷	2	医闹/暴力医疗纠纷
3	医疗设备故障	3	医疗设备故障	3	传染病暴发	3	传染病暴发
4	空调故障	4	医闹/暴力医疗纠纷	4	医疗设备故障	4	医疗设备故障
5	网络舆情	5	电梯故障	5	恐怖袭击	5	电梯故障
6	内涝(含泛水)	6	空调故障	6	信息系统故障	6	台风
7	建筑结构损坏	7	传染病暴发	7	大规模创伤事件	7	空调故障
8	台风	8	恐怖袭击	8	建筑结构损坏	8	医疗风险差错
9	群体性治安事件	9	电力故障	9	医疗风险差错	9	网络舆情
10	传染病暴发	10	建筑结构损坏	10	内涝(含泛水)	10	信息系统故障
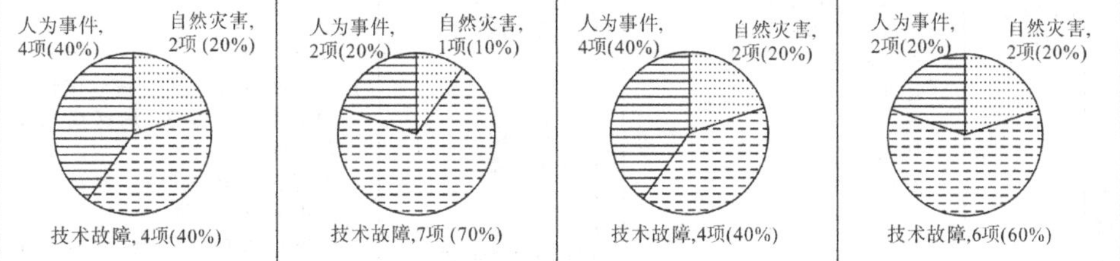 人为事件,4项(40%) 自然灾害,2项 (20%) 技术故障,4项(40%)		人为事件,2项(20%) 自然灾害,1项(10%) 技术故障,7项 (70%)		人为事件,4项(40%) 自然灾害,2项(20%) 技术故障,4项(40%)		人为事件,2项(20%) 自然灾害,2项(20%) 技术故障,6项(60%)	

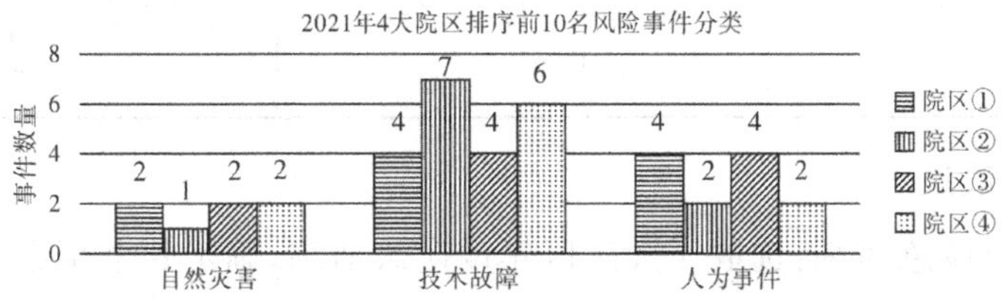

从上表可知,医闹/暴力医疗纠纷、医疗设备故障、传染病暴发为 4 大院区共同面临的风险相对较高的事件,继续分析院区共性与个性特点(见表 9-7)。

(4)结论:以 HVA 结果为基础,选取院区年度综合演练(如下),实际开展时可考虑结合同类风险事件的场景进行综合演练。

院区①:司法诉讼、医闹/暴力医疗纠纷。

院区②:信息系统故障。

院区③:台风、内涝(含泛水)。

院区④:电力故障、医疗设备故障。

应用最佳实践

表 9-7　2021 年 4 大院区排序前 10 名的风险事件共性与个性分析

<table>
<tr><th>院区</th><th>四院区共有事件</th><th>共性分析</th><th>单院区独有事件</th><th>排序前 10 名的其他事件</th><th>院区个性分析</th></tr>
<tr><td>院区①</td><td rowspan="4">·医闹/暴力医疗纠纷
·医疗设备故障
·传染病暴发</td><td rowspan="4">1. 医闹/暴力医疗纠纷事件常规客观存在。
2. 本部曾发生暴力恐怖事件,员工感受深刻。
3. 医疗业务量大,医疗设备依赖程度高,故障客观存在。
4. 新冠肺炎疫情防控常态化</td><td>·司法诉讼
·群体性治安事件</td><td>·空调故障
·网络舆情
·内涝(含泛水)
·建筑结构损坏
·台风</td><td>1. 位于城市中心人口密集区域的大型综合性院区。
2. 人流量大,存在各类秩序上的风险</td></tr>
<tr><td>院区②</td><td>·转运风险
·电梯故障</td><td>·信息系统故障
·空调故障
·恐怖袭击
·电力故障
·建筑结构损坏</td><td>1. 位于城市中心人口密集区域的中型住院部性质院区。
2. 硬件设施老旧。
3. 存在内部外部转运风险</td></tr>
<tr><td>院区③</td><td>·大规模创伤事件</td><td>·台风
·恐怖袭击
·信息系统故障
·建筑结构损坏
·医疗风险差错
·内涝(含泛水)</td><td>1. 位于城市近郊交通枢纽区域的大型综合性院区。
2. 创伤患者收治经验丰富,接诊大规模创伤事件患者的概率相对高</td></tr>
<tr><td>院区④</td><td>无</td><td>·电力故障
·电梯故障
·台风
·空调故障
·医疗风险差错
·网络舆情
·信息系统故障</td><td>1. 位于城市近郊产业新城区域的中型综合性院区(病区尚未全部开放)。
2. 拥有新的硬件设施,但运行过程中会遇到问题。
3. 曾发生大规模停电事件,员工对此感受深刻。
4. 投入运营时间较短,对于尚未发生的风险事件,主要靠老院区经验推断,未形成具体形象</td></tr>
</table>

8. 实施改进

(1)完成应急演练:选取 4 大院区年度院级演练,确定其余预案在各院区的演练要求。具体:在新院区完成实地演练,老院区视情况可进行模拟演练或桌面推演,最终保证 30 项专项预案在各院区的年度演练完成率达到 100%。

(2)演练效果评估:用多个指标来监测应急演练的完成情况,不仅要关注演练完成率,而且要评估演练覆盖广度、内容丰富程度、演练后员工记忆效果等。

(3)针对性预案修订:确定本年度应急预案修订原则,并有针对性地补充院区个性化内容。

(4)管理模式创新:在多院区工作模式下,梳理应急管理横、纵组织架构。

(5)下一年度再次评估:从下一年度风险事件排序变化情况来重新验证本年度应急管理工作成效。

9. 总结

HVA 应用科学的工具对风险进行评估和分析,虽然排序结果并不一定如管理者的预想,但其中能够体现实际工作中的真实情况,是医院正面临的安全风险相对客观的体现。它是应急管理工作的第一步,分析结果可为应急预案修订、应急预案演练、领导决策提供服务,下一步将支持医院应急管理的持续质量改进。2019 年,院级综合演练主题为信息系统故障;在完成大规模现场演练后,次年该事件排序明显下降。

三、案例点评

该案例对美国凯撒医疗机构的 HVA 风险评估工具进行本土化,在使用过程中累积了经验,寻找到了保证数据有效性的重点环节。每年评估所累积下来的数据为医院进行应急管理的决策提供了数据支持,也有助于后续进一步提升和改进。但是,HVA 工具并不是一种独立的品质管理工具,需要与医院应急管理的实际工作结合才能最终达到改进效果。

参考文献

[1] 张宗久. 中国医院评审实务[M]. 北京:人民军医出版社,2013.

[2] 郑双江,徐玲. 医院灾害脆弱性分析存在问题与对策建议[J]. 中国卫生质量管理,2021,28(3):69－71.

[3] Permanente K. Medical center hazard and vulnerability analysis[EB/OL]. https://www. calhospitalprepare. org/sites/main/files/file-attachments/kp_hva_template_2014. xls,2014-2-21.

第十章 精益管理

第一节　精益管理工具介绍

一、名词解释

精益管理源于精益生产，精益生产（lean production，LP）的管理方式称为精益管理。精益生产是美国麻省理工学院詹姆斯·P.沃麦克等教授通过“国际汽车计划”对全球17个国家90多个汽车制造厂的调查和对比分析，认为日本丰田汽车公司的生产方式最适合于现代制造企业而提出的一种生产组织管理方式。

精益管理由最初的在生产系统的管理实践成功，已经逐步延伸到企业的各项管理，也由最初的具体业务管理方法上升到战略管理理念。它的工作基础是全员积极参与改善，通过降低成本、提高质量、加快流程速度和改善资本投入，提高顾客满意度，实现股东价值最大化。

二、工具作用

精益管理的核心是通过工具和方法论的学习与实践，推动团队价值观的改变，打造学习型组织，目标是建立长期的企业改善文化。因此，它的作用可以概括为：企业在为顾客提供满意的产品与服务的同时，把浪费降至最低程度。企业生产活动中的浪费现象很多，常见的有以下几个方面。①错误：提供有缺陷的产品或不满意的服务。②积压：因无需求造成的积压和多余的库存。③过度加工：实际上不需要的加工和程序。④多余搬运：不必要的物品移动。⑤等候：因生产活动的上游不能按时交货或提供服务而等候。⑥多余的运动：人员在工作中不必要的动作;提供顾客并不需要的服务和产品。精益管理的最重要的内容是努力消除这些浪费现象。总之,这就是融合精益管理的思想和理念,运用精益管理的技术和工具,不断消除流程中的浪费和非增值的行为,且持续改善,实现价值最大化和增强企业竞争力的一个过程。

三、实施步骤

1. 组织流程再造。每个项目单位都有自己的一套独特的业务流程,对流程进行再造,即通过适当合并关系紧密的部门,实现组织的扁平化,建立跨部门的团队,使全员参与管理。目的是建立快速、灵活、高效率的组织机制。

2. 生产流程优化。生产流程优化的成功实施将提高企业的核心竞争力,改善企业内部经营环境。生产流程优化的具体内容:优化核心生产流程;平衡系统工序协同环节;完善价值链;构建快捷、高效、高质的物流管理系统。

3. 采用后工序拉动方式。按需求组织生产,强化过程控制,减少中间产品库存,降低过程损耗。

4. 准时化生产。相关措施有:评估生产工艺设备能力,制定一定时间周期的计划资源结构;实施六西格玛管理,提高合同兑现率;盘活库存,实施"精准库存"管理;对工作流程再设计,提高生产能力,以满足顾客的需求。

5. 宣贯新版质量方针,推行全面质量管理。致力于"以质量管理为核心的生产管理模式"的建立,坚持质量与效益并举、兼顾的原则,形成部门联动机制。

6. 强化生产现场5S管理,营造安全舒适的工作环境。

7. 以提升风险控制体系能力为目标,推进风险控制工作。

8. 建立精益质量管理体系(见图10-1)。该体系由生产决策与控制、市场分析、财务分析、采购监控、生产监控、销售监控6个子系统组成。

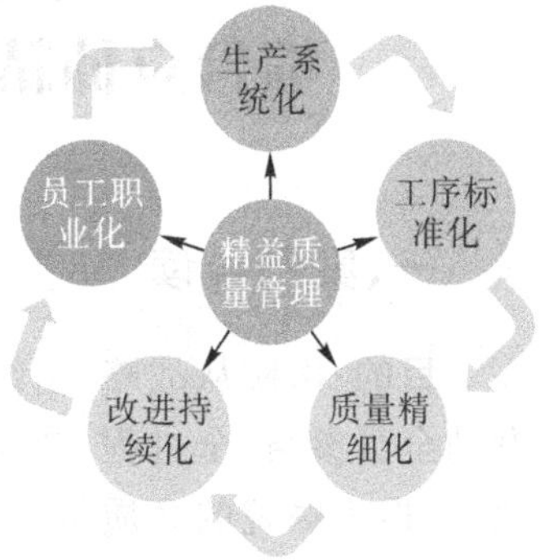

图10-1 精益质量管理体系

四、适用范围

精益管理在全球范围的制造业内得到广泛应用后,已逐步扩展至多个领域并发挥作用,包括政府行为、医疗行为、营销过程、服务过程以及物流和供应链领域。运用精益管理开展流程持续改进除需要有完整的工作秩序、合理的工作分工及稳定的工作质量外,还应包含以下3个方面。

1.足够的资源

资源包括经过培训的人员、必要的资金、技术和设备等。

2.科学的流程体系

必须通过协作努力，将资源通过优化后的流程转变成真正的产品和价值。

3.良好的政策和体系

首先必须定义价值和优先级，聚焦于其中一部分有意义的内容开展建设和优化。

五、注意事项

精益管理对于管理的要求：一要“精”，即少投入、少消耗资源、少花时间，尤其要减少不可再生资源的投入和耗费；二要“益”，即多产出经济效益，实现企业升级的目标。在过去，精益思想往往被理解为简单的消除浪费，表现为许多企业在生产中提倡节约、提高效率、取消库存、减少员工、流程再造等。但是，这仅仅是要求“正确地做事”，是一种片面的、危险的视角。而现在的精益思想不仅要关注消除浪费，而且要以创造价值为目标“做正确的事”。总的来说，精益思想就是需要在创造价值的目标下不断地消除浪费。

第二节　案例分享——综合立体精益持续改进模式构建与实践

一、案例导读

目的：医院从战略/组织结构层面、项目执行层面、人才培养层面三管齐下，发动全员参与，全过程、全方位地开展质量改进与创新，保障战略的有效和高效执行，推进医院的高质量发展。

方法：从战略/组织结构层面、项目执行层面、人才培养层面3个层面考虑。①在战略/组织结构层面：医院基于使命、愿景、价值观，通过相关方利益分析，聚焦发展战略，进行精益战略部署，确立绩效指标测量系统，形成战略执行落地系统；同时，基于日常工作中发现的问题，充分授权一线员工进行改进和创新，形成自下而上的战略支撑，建立精益综合立体持续改进体系。②在项目执行层面：进行全院精益体系设计，对改进与创新活动实施跟踪、评价，针对不同类型项目制定适宜测量方法，分析其盈利能力和对实现医院战略目标的贡献，建立符合医院自身特点的激励政策，推广改进成果，使改进活动步入良性循环。③在人才培养层面：基于培训需求分析的模型，策划质量教育培训体系，采用多渠道方式进行最佳实践分享，提高员工的核心能力。

结果：体现在患者、安全质量、学习成长、财务4个维度上。①在患者维度：患者就医体验持续得到改善，医疗服务能力得到提高。②在安全质量维度：31天非计划再入院率从0.78%降到0.59%，手术并发症发生率从1.29%降到0.65%。③在学习成长维度：员工学习与成长得到提升，课题立项数处于省内地市级医院前列。④在财务维度：财务运营健康，均次费用明显低于省内同行水平。

结论：医院制定精益战略，整合精益管理、精益六西格玛、QCC等多种改进与创新方法，建立了“综合立体的精益医疗持续改进与创新模式”，实现了质量管理由战略驱动、问题导向的上下协同的持续改进系统，真正成为医院持续发展的助推器。

二、案例介绍

（一）实施过程

该模式从战略/组织结构层面、项目执行层面、人才培养层面三管齐下，发动全员参与，全过程、全方位地开展质量改进与创新，保障战略的有效和高效执行，推进医院的高质量发展。

1.战略/组织结构层面

基于医院的使命、愿景、价值观形成真北图（四个维度：患者、安全质量、学习成长、财务）。绩效指标沿着医院组织架构延伸，层层分解，形成医院→部门→个人战略执行落地系统。每个维度的指标分为关键指标、观察指标和入围指标，实行分层管理。关键指标也就是战略指标，表示医院核心竞争力指标；观察指标为关键过程指标；入围指标为支持过程指标。关键指标由医院高层领导主持开展分析；观察指标由分管院长和职能部门主任评审；入围指标由部门或班组工作层面、过程层面进行测量。目前，医院分析绩效指标共261项，关键驱动指标22项，观察指标61项，入围指标178项，呈“金字塔”分布的“平衡”绩效指标体系，指标涵盖各个管理体系，涉及医院所有层次，不仅涉及战略规划的关键绩效，而且涉及关键过程和支持过程的绩效；从时间上不仅关注战略规划进展情况的绩效，而且关注日常运作的绩效。

医院进行精益战略部署，确立绩效指标测量系统，建立“数据信息超市”为决策提供支持；确定绩效指标负责部门、数据和信息来源、收集和整理及计算的方法、测量周期等。在科学测量系统的基础上，构建基于数据驱动的决策系统，对运营中产生的绩效指标，通过多系统整合、转换，加载到BI智能决策数据库中，实现实时、多维度分析、统计报表等业务决策支持功能，建立面向医疗中心、医院、部门和医疗组4个维度的数据库，并且通过多样化的分析，实现对数据库的数据分析和处理，产生运营分析报表，通过可视化仪表盘数据展示到每个医生或医疗组。这样有利于各业务部门及时了解运营趋势，寻找新的发展机会。

医院的资源是有限的，因此模式强调战略性引导质量改进项目之间的协同性，引导过程指标的达成能最大化地提升过程中资源的投入产出比。

除领导层自上而下的战略引导外，基于日常工作的问题发现(客户声音、过程指标分析和评价、不良事件报告等)也是非常重要的，相关项目有助于发挥员工潜能，提高员工的归属感和促进员工自我实现价值。这些项目无论是自上而下的战略分解，还是自下而上的战略支撑，都需要与战略方向保持一致。

为了解决发生在不同层次且影响程度和难度各异的问题，应由各层次员工参与，有针对性地应用适宜的方法进行改进和创新，因此建立精益综合立体持续改进体系，充分授权一线员工运用合理化建议系统，解决身边日常问题；QCC/“1+3”质量改进和5S类型的工具适用于小项目，由一线员工实施；精益六西格玛和流程再造这类方法能力要求高、资源投入大，适用于复杂/跨职能改进项目，这样的体系设计既可确保全员参与持续改进，也可助力持续改善文化的建立。

截至目前，该系统共开展A3项目300余项、QCC项目497项、六西格玛项目496项，采纳合理化建议37290条。

2.项目执行层面

进行全院精益体系设计，医院质量改进部、护理部、科教部对改进与创新活动实施跟踪、评价，针对不同类型项目制定适宜的测量方法，分析其盈利能力和实现医院战略目标的贡献，促进医院绩效的提高，建立符合医院自身特点的激励政策，结合过程管理和测量分析，推广改进成果，使改进活动步入良性循环。具体如下。

(1)项目实施：制定《项目管理办法》，包括新技术新项目管理，六西格玛项目管理，QC小组项目管理，合理化建议、提案管理等。对改进项目实施项目制管理，成立项目管理推进组织，院长为项目改进总负责人，带头参与，发起和支持改进与创新项目，以战略性视角制定推进规划、提供资源、监控过程和审核结果。并根据改进与创新类别，结合职能职责，实行归口管理，明确相关人员职责，明确主要人员及部门的具体职责。

医院领导对医院 KPI 改进成果进行评估。技术、服务、质量等体系负责人对部门推进的 KPI 进行评估，跟进项目进程，定期开展项目进展汇报会等，发现与计划之间的差距，了解项目进行中具体问题和困难，提供技术支持，解决问题的资源协调和配置等，促进项目高质量完成。如质量改进部负责管理创新活动，制订管理项目推进计划，组织培训，跟踪项目，支持和配合项目团队做好沟通协调，提供项目指导及技术支持，落实和保持改进成果，并执行奖惩措施等事宜。

(2)项目测量和评价：对于单个项目成果，医院制定相应《新技术新项目管理办法》和《六西格玛项目管理办法》，从项目立项背景、项目实施过程、工具和方法的创新性和系统性、项目成效、经济效益、项目推广等方面进行评价。

(3)认可和奖励，经验推广：医院设立多种奖项，包括新技术科技进步奖、新技术应用奖、管理创新奖，及优秀质量改进项目(包括精益六西格玛、“1+3”质量改进和合理化建议等)一等奖、二等奖和三等奖，对达到目标的改进与创新活动予以认可和奖励，并通过多种途径(如改进项目发布会、新技术新项目评奖活动)推广经验。

3.人才培养层面

不同项目的复杂程度不同，改善所需要投入的资源和具备知识体系不同。员工的核心能力也需要阶段性和结构性地提高，这也是人力资源管理的一部分。医院基于培训需求分析的模型，建立精益管理、六西格玛、精益六西格玛等培训体系，包括制度层面、资源层面、运营层面 3 个层面。所有改进与创新项目来源于医院绩效分析结果，确定优先改进次序，识别改进机会，通过建立学习培训策划、实施、测量、评价、分享学习体系，确保学习培训有效实施。同时，医疗中心成立质量管理培训项目组，组建师资团队，编写精益六西格玛绿带、精益六西格玛黑带、精益管理、QCC、“1+3”质量改进培训教材；科学配置资源，如教学设施、资金保障等，每年开展精益、六西格玛等培训。到目前为止，共培养六西格玛黄带学员 497 人、六西格玛绿带学员 359 人、六西格玛黑带学员 196 人。通过培训，使员工提高解决问题的核心能力来逐步获得自信，完成六西格玛项目 496 项，“1+3”质量改进项目近 5000 项，项目范围涉及医院质量管理、成本控制、周期时间缩短、后勤保障等方方面面。通过问题的解决，让每个人更能胜任、更有技巧和更有效能，从而促进医院可持续发展。

(二)取得效果

医疗指标改善

(1)患者维度：患者就医体验持续得到改善，医疗服务能力得到提高(见图 10-2)。

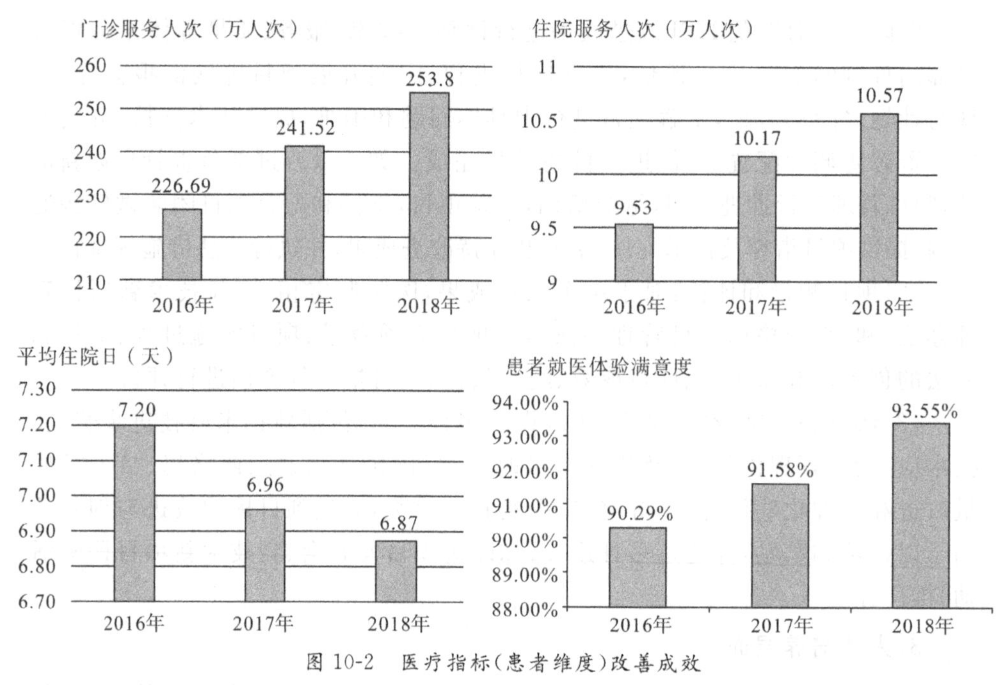

图 10-2　医疗指标(患者维度)改善成效

(2)安全质量维度:31 天非计划再入院率从 0.78%降到 0.59%,手术并发症发生率从 1.29%降到 0.65%(见图 10-3)。

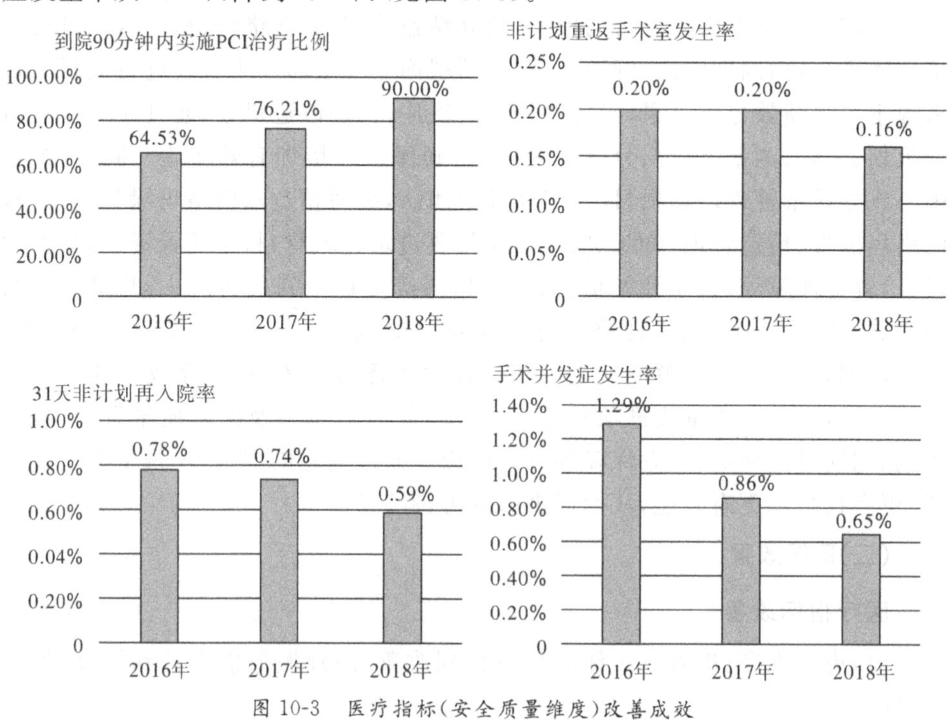

图 10-3　医疗指标(安全质量维度)改善成效

(3)学习成长维度：员工学习与成长得到提升，课题立项数处于省内地市级医院前列。保持较低的离职率。

(4)财务维度：财务运营健康，均次费用明显低于省内同行水平(见图10-4)。

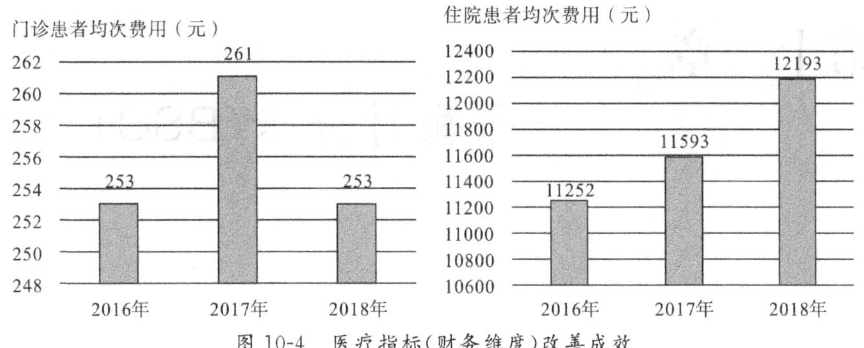

图10-4　医疗指标(财务维度)改善成效

(三)模式/方法创新

1. 该模式所包含的改进与创新方法论(如精益六西格玛管理)，以及综合立体、集成化的改进和创新系统，是当今全球质量界的前沿方法和实践。精益管理、六西格玛和精益六西格玛三者互补集成，及其与合理化建议、“1+3”质量改进等的综合，并与技术创新构成的综合立体模型，也具有独特性，有助于改进与创新方法的因地制宜、高效有效实施，在全国质量奖评审中获评“独具特色”。

2. 从关注结果，转向关注员工的行动。除用医疗量化指标对员工的行为进行规范外，医院还通过一系列可视化工具，如部门战略运营分析、A3项目管理、可视化红黄卡落地系统，形成问责体系，关注员工日常行为，体现员工对结果实现的全面负责，提高战略执行力。

3. 全员参与，追求持续改善。医院的改进方法除体现全员性外，还体现了针对性，针对各个层级发生的问题均有适宜方法，如合理化建议、QC小组活动、精益六西格玛等，助力持续改进文化创建。医院战略展开系统：在各个业务部门均建立可视化指标示意图，使部门绩效运营透明化、可视化，有利于员工清楚了解现状与目标的差距，通过资源聚焦整合，做出快速反应，起到系统协同作用。

三、项目总结

项目单位在追求卓越运营过程中聚焦使命、愿景和战略目标，进行精益战略部署，整合精益、六西格玛、精益六西格玛、QCC、“1+3”质量改进模式、5S、合理化建议和技术创新等改进与创新方法论，建立了“综合立体的精益医疗持续改进与创新模式”，实现了质量管理由战略驱动、问题导向的上下协同的持续改进系统，真正成为医院持续发展的助推器。

第十一章

平衡计分卡(BSC)

第一节　BSC 工具介绍

一、名词解释

平衡计分卡(balanced score card,BSC)是源自哈佛大学教授 Robert Kaplan 与诺朗顿研究院(Nolan Norton Institute)的执行长 David Norton 于 20 世纪 90 年代所从事的"未来组织绩效衡量方法"的一种绩效评价体系。当时,"未来组织绩效衡量方法"的目的在于找出超越传统以财务量度为主的绩效评价模式,使组织的策略能够转变为行动。经过 20 多年的发展,平衡计分卡已经发展成为战略管理的工具,将组织战略目标逐层分解,转化为各种具体的相互平衡的绩效考核指标体系,并对这些指标的实现状况进行不同时段的考核,从而为组织战略目标的完成建立起可靠的执行基础,在组织战略规划与执行管理方面发挥非常重要的作用。

二、工具应用

平衡计分卡经历了三代发展,是根据组织的战略要求而精心设计的指标体系,能有效解决制定战略和实施战略脱节的问题,堵住了"执行漏斗"。平衡计分卡主要通过图、卡、表来实现战略的规划,包括战略地图、平衡计分卡以及个人计分卡、指标卡、行动方案、绩效考核量表。在直观的图表及职能卡片的展示下,抽象而概括性的部门职责、工作任务与承接关系等,显得层次分明、量化清晰、简单明了。

平衡计分卡反映了多个方面的平衡,包括财务与非财务衡量方法的平衡,长期目标与短期目标的平衡，外部与内部的平衡，结果与过程的平衡，管理业绩与经营业绩的平衡等。平衡计分卡能反映组织综合经营状况，使业绩评价趋于平衡和完善，有利于组织长期发展。

一个结构严谨的平衡计分卡，应包含一连串连接的目标和量度，这些量度和目标不仅前后连贯，而且互相强化。建立一个战略规划为评估标准的平衡计分卡须遵守 3 个原则：

(1)因果关系。

(2)成果量度与绩效驱动因素。

(3)与财务联结。

此 3 个原则将平衡计分卡与组织战略联结，其因果关系链代表目前的流程和决策，会对未来的核心成果带来正面影响。这些量度的目的是向组织表示新的工作流程规范，并确立战略优先任务、战略成果及绩效驱动因素的逻辑过程，以进行组织流程的改造。

三、原理流程分析

平衡计分卡是从 4 个方面对组织战略管理的绩效进行财务与非财务综合评价的一套评分卡片，其能有效克服传统财务评估方法滞后、偏重短期利益和内部利益以及忽视无形资产收益等诸多缺陷。并且，平衡计分卡还是一个科学的集组织战略管理控制与战略管理的绩效评估于一体的管理系统。现将其基本原理和流程简述如下。

1. 以组织的共同愿景与战略为内核，运用综合与平衡的哲学思想，依据组织结构，将组织的愿景与战略转化为下属各责任部门(如各事业部)在财务(financial)、顾客(customer)、流程(processes)、创新与学习(innovation and learning)等四个方面的具体目标(即成功的因素)，并设置相应的 4 张计分卡，其基本框架见图 11-1。

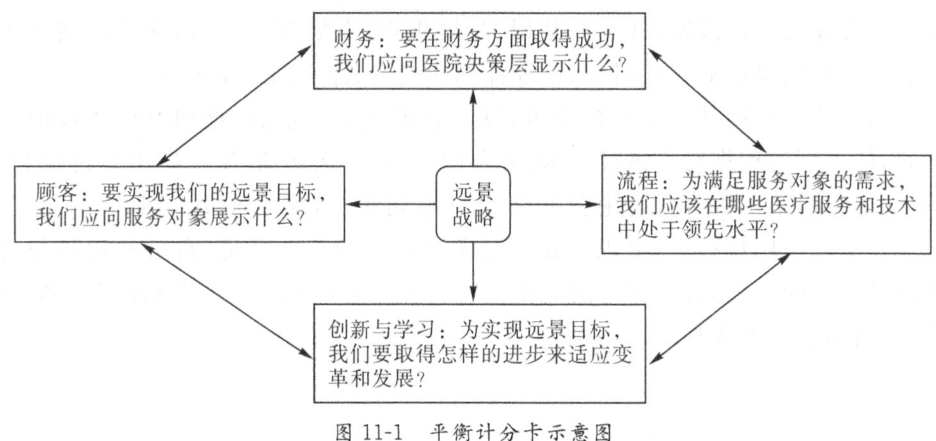

图 11-1　平衡计分卡示意图

2.依据各责任部门分别在财务、顾客、内部流程、创新与学习4个方面的战略,计量可具体操作的目标,设置一一对应的绩效评价指标体系。这些指标不仅与组织战略目标高度相关,而且以先行(leading)与滞后(lagging)两种形式,同时兼顾和平衡组织长期与短期目标、内部与外部利益,综合反映战略管理绩效的财务与非财务信息。

3.由各主管部门与责任部门共同商定各项指标的具体评分规则。一般将各项指标的预算值与实际值进行比较,对应不同范围的差异率,设定不同的评分值。以综合评分的形式,定期(通常是1个季度)考核各责任部门在财务、顾客、流程、创新与学习等4个方面的目标执行情况,及时反馈,适时调整战略偏差或修正原定目标和评价指标,确保组织战略得以顺利与正确地实行。平衡计分卡管理循环过程的框架见图11-2。

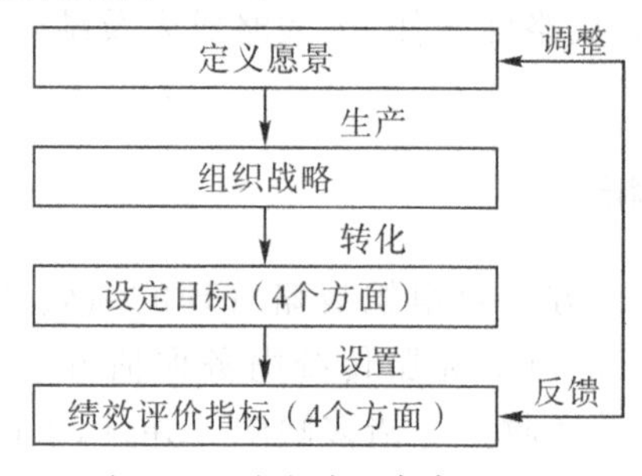

图11-2 平衡计分卡实施流程

财务和顾客为外部(结果,短期)资源。

流程和学习成长为内部(驱动,长期)资源。

四、设计与实施步骤

平衡计分卡的设计,须先从澄清和转化组织的愿景及战略展开,列出推行平衡计分卡方案的理由,引导管理程序,最终目的是动员组织迈往新的战略方向。其程序为澄清战略,并建立共识、凝聚焦点、发展领导能力、战略沟通及协调、组织教育、设定战略性目标、校准计划和投资、建立回馈制度等。

须先成立平衡计分卡推行小组,以汇总出完整的信息、近期目标及长期战略,再依下列流程推行平衡计分卡:筹备阶段,第一次访谈,第一次主管讨论会,第二次访谈,第二次主管讨论会,第三次主管讨论会,实施阶段,定期检讨。

在实际应用过程中,组织需要综合考虑所处的行业环境、自身的优势与劣势以及所处的发展阶段、自身的规模与实力等。总结成功实施平衡计分卡的经验,一般包括以下步骤。

1.建立和倡导组织愿景与战略

组织首先要建立愿景与战略，使每个部门可以采用一些绩效衡量指标去完成组织的愿景与战略；另外，也可以考虑建立部门级战略。同时，成立平衡计分卡推行小组或委员会，解释组织的愿景与战略，并建立财务、顾客、内部流程、学习与成长4个方面的具体目标。

2.设计与建立绩效指标体系

本阶段的主要任务是依据组织的战略目标，结合组织的长短期发展需要，为4个方面具体的指标找出最具有意义的绩效衡量指标。并对所设计的指标要自上而下，从内部到外部进行交流，征询各方面的意见，吸收各方面、各层次的建议。这种沟通与协调完成之后，使所设计的指标体系达到平衡，从而能全面反映和代表组织的战略目标。

3.加强组织内部沟通与教育

利用各种不同沟通渠道，如定期或不定期的刊物、信件、公告栏、标语、会议等，让各层管理人员知晓组织的愿景、战略、目标与绩效衡量指标。

4.确定绩效衡量指标的具体数值

确定每年、每季、每月绩效衡量指标的具体数值，并与组织的计划和预算相结合。注意各类指标间的因果关系、驱动关系与连接关系。

5.完善与提高绩效指标体系

首先，对于平衡计分卡，在该阶段应重点考察指标体系设计是否科学，是否能真正反映本组织的实际。其次，要关注采用平衡计分卡后绩效评价中的不全面之处，以便补充新的衡量指标，从而使平衡计分卡不断完善。最后，要关注已设计的指标的不合理之处，并要坚决取消或改进，只有反复认真地改进，才能使平衡计分卡更好地为组织战略目标服务。

五、适用范围

平衡计分卡适用于有下列情况和需求的医疗机构。

1.缺乏有效的员工绩效管理体系。

2.希望实现突破性业绩，需要转型或变革。

3.希望实现长期发展，打造品牌医院。

4.希望规范化管理，提高整体管理水平。

5.希望提高组织战略管理能力。

六、注意事项

1. 指标的创建和量化

财务指标创立与量化是比较容易的，其他 3 个方面的指标就需要组织的管理层根据组织的战略及运营的主要业务、外部环境加以仔细斟酌。有些指标不易收集，这就需要组织在不断探索中总结；有些指标重要但很难量化，如员工受激励程度方面的指标，需要收集大量信息，并且要经过充分加工后才有实用价值，这就对组织信息传递和反馈系统提出了很高的要求。

2. 结果与驱动因素间的关系

平衡计分卡要确定结果与驱动因素间的关系，而大多数情况结果与驱动因素间的关系并不明显或并不容易量化。这也是组织实施平衡计分卡所遇到的又一个困难，要花很大力量去寻找、明确业绩结果与驱动因素间的关系。

3. 实施的成本

平衡计分卡要求组织从财务、顾客、内部流程、学习和成长 4 个方面考虑战略目标的实施，并为每个方面制定详细、明确的目标和指标。它需要全体成员参加，使每个部门、每个人都有自己的平衡计分卡，组织要付出较大的人力与物力成本。

第二节　案例分享——基于 BSC 的医院战略体系构建与实施

一、案例导读

目的：医院基于运营的各项挑战、政策背景和管理要求，需组织与实施医院整体战略方案，推动平衡计分卡各项维度工作的开展，进行院、科经营分析，通过评价来及时、客观、真实地反映院科经营的成果与问题，为医院经营和管理提供资料、数据和决策建议，促进高质量发展。

方法：运用平衡计分卡，应用 SWOT 分析、卓越绩效管理等多维管理工具，发现院、科日常运营中的问题并予以持续改进，优化流程，体现服务意识；在院、科各层面建立良好的信息交流、沟通与反馈机制，以项目方式推进运营创新，推进临床一线承接医院六大战略目标，制定了六大战略和十四大医院层面的战略举措，通过与各部门的关联矩阵进行战略分解。制定各自的院、科两级职能战略和年度工作计划与KPI,并层层分解,以分层责任制的形式,确保目标实现。

结果:制定了与战略目标相应的战略KPI与管理体系;通过提升管理来实现发展效能,从而达到县级医院从“量的巨变”到“质的飞跃”。在医疗业务快速增长的同时,为了保障公益性,医院狠抓控费工作,使门诊、住院均次费用长期处于市同级医院较低水平,管理水平较高。2019年三级公立医院绩效考核评价结果由B+上升至B++,国家监测指标排名上升142名。

二、案例介绍

(一)实施背景

1.医院经营管理的挑战

(1)药品耗材零加成的挑战。

(2)财政投入不足的挑战。

(3)医保支付制度改革的挑战。

(4)经济下行不确定性的挑战。

(5)医院成本控制的挑战。

2.政策背景的需要

财政部于2016年6月22日印发了《管理会计基本指引》(财会〔2016〕10号),其中第二十条第六款中明确指出,“平衡计分卡是单位绩效管理领域应用的管理会计工具重要方法之一”。

财政部于2017年9月29日印发了22项《管理会计应用指引》(财会〔2017〕24号),对平衡计分卡等绩效管理工具的应用原则、方法、实施等具体应用做了明确规定,为各单位加快推进管理会计的实施提供了权威性、纲领性的指引。

3.医院管理的需要

(1)需要强调财务绩效。

(2)需要战略目标引领。

(3)需要有效的信息传递。

(4)需要成绩效管理闭环。

(二)项目规划

1.战略与运营管理委员会

战略与运营管理委员会架构见图11-3,其职责如下。

应用最佳实践

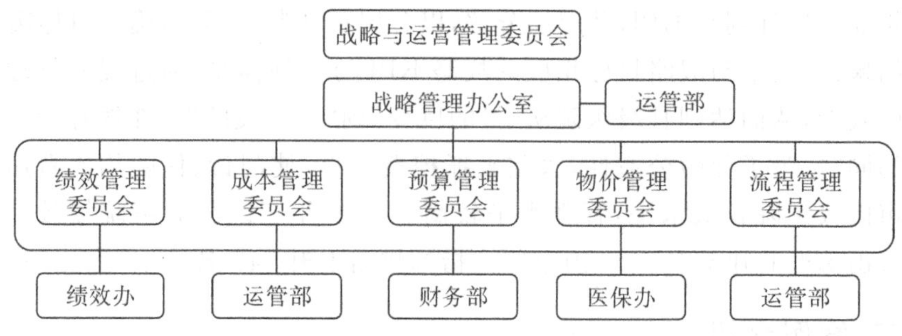

图 11-3　战略与运营管理委员会架构

(1)负责组织与实施医院整体战略方案,推动平衡计分卡各项维度工作的开展,负责院、科经营分析,通过评价,及时、客观、真实地反映院、科经营的成果与问题,为医院经营、管理提供资料、数据和决策建议。

(2)运用平衡计分卡等管理工具,发现院、科日常运营中的问题并予以持续改进,优化流程,体现服务意识;在院、科各层面建立良好的信息交流、沟通与反馈机制,以项目方式推进运营创新。

(3)批准各院区、各职能部门和各业务科室战略行动计划和 KPI(关键绩效指标)的实施;批准医院各层级战略、行动计划和 KPI 的调整提案;对医院相关战略规划的各项重大事项进行裁决。

(4)运用各项管理工具健全医院绩效评价制度,负责绩效工资方案的设计、核算工作,开展科室绩效评估、分析与辅导,推进绩效工作的持续改进。

(5)参与、协助医院与各部门的管理推进工作。

2. 推进临床一线承接医院六大战略目标

医院推进临床一线科室承接医院六大战略目标,邀请相关管理专家进行培训,在全院进一步推进平衡计分卡,不断深化医院绩效考核改革工作,尽快实现我院成为全国县级标杆医院的愿景,并结合当前健康产业发展新形势与国家发展战略对医疗机构提出的新需求,找准医院与群众期望的差距,制定 2020—2024 年医院发展战略和指标体系(见表 11-1)。

表 11-1 平衡计分卡发展战略与指标体系

医院愿景:5 年内成为浙江省社会公认、群众信赖、职工满意的具有多个特色学科的县级标杆医院

<table>
<tr><th rowspan="2">构面</th><th rowspan="2" colspan="4">策略地图</th><th colspan="3">记分卡</th></tr>
<tr><th>关键成功因素</th><th>关键绩效指标</th><th>目标值</th></tr>
<tr><td>财务</td><td colspan="2">F1 体现公立医院公益性</td><td colspan="2">F2 提升医院竞争力</td><td></td><td>F1-1 健康教育与义诊开展项次
F2-1 医疗总收入增长率</td><td></td></tr>
<tr><td>战略主题</td><td>1 落实大健康管理</td><td>2 建构区域医共体和医联体</td><td>3 发展学科建设</td><td>4 提升以质量为核心的品牌形象</td><td></td><td></td><td></td></tr>
<tr><td>顾客</td><td colspan="4">C1 提升患者就医体验
C2 聚焦慢性病管理
C3 提高医疗服务质量
C4 提升医院综合能力排名
C5 提升医院知名度</td><td></td><td>C1-1 第三方测评
C2-1 六大慢性病管理中心随访人次
C3-1 门诊人次成长率
C3-2 急诊人次成长率
C3-3 住院人次成长率
C4-1 DRGs 综合排名
C5-1 市级以上正向媒体曝光数</td><td></td></tr>
<tr><td>流程</td><td colspan="4">P1 深化区域联盟合作
P2 优化医疗服务流程
P3 加强医联体团队协作
P4 发挥医保政策价值
P5 保障医疗安全
P6 扩大特色医疗中心</td><td></td><td>P1-1 会议/联谊次数
P2-1 流程改善数
P3-1 双向转诊人数(上转、下转)
P4-1 CMI 值
P4-2 DRGs 组数
P4-3 平均住院时间(天)
P5-1 不良事件上报数
P5-5 医疗纠纷次数减少
P6-1 特色医疗中心服务人次增长率</td><td></td></tr>
<tr><td>创新学习</td><td colspan="4">L1 加大 ZY 医院扶持力度
L2 拓展医院规模与软硬件
L3 促进双下沉两提升
L4 加强信息系统建设
L5 落实人才管理(新人/归属感/激励制度)</td><td></td><td>L1-1 ZY 医院专家所在科室的新技术/论文/课题数
L2-1 大型设备投入数
L2-2 新开床位数
L3-1 下沉专家数
L4-1 信息系统闭环建设数
L5-1 高端人才引进数
L5-2 员工流失率
L5-3 员工薪酬增大幅度
L5-4 员工学习时间
L5-2 员工满意度</td><td></td></tr>
</table>

(三)使命、愿景价值观

传承发展医院文化,确立使命、愿景、核心价值观;发挥文化的导向功能、凝聚功能、辐射功能。

使命:让居民在家门口享受优质医疗健康服务。

愿景:打造成为社会公认、群众信赖、职工满意的具有多个特色学科的县级标杆医院。

价值观:以人为本、优质求精、敬业奉献、严谨创新。

(四)战略与战略管理

1.战略地图

总体战略模型见图11-4。

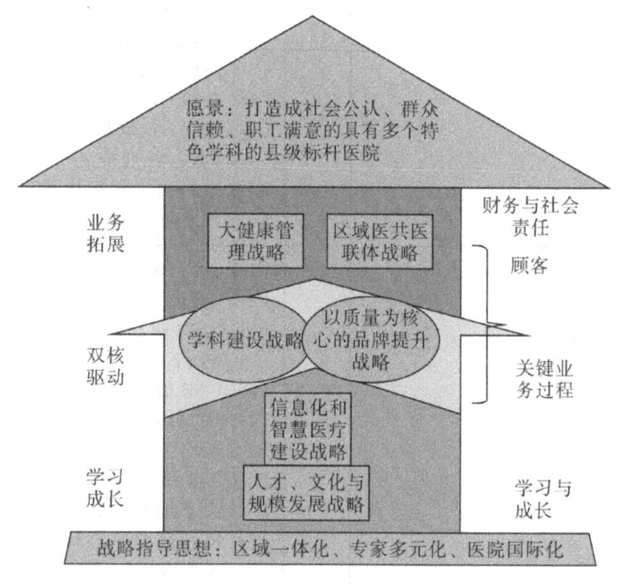

继承和发展医院的核心价值体系,明晰愿景、使命,构建六大战略。

图11-4　总体战略模型

总体战略:

指导思想:区域一体化、专家多元化、医院国际化。

战略支撑:人才、文化、规模、信息化提升和智慧医疗的学习成长。

双核驱动:以学科建设和以质量为核心的品牌提升为双核驱动,形成从技术、质量到品牌的驱动链。

2.战略管理

战略地图见图11-5。战略主题与目标见图11-6。战略措施与衡量指标见表11-2。

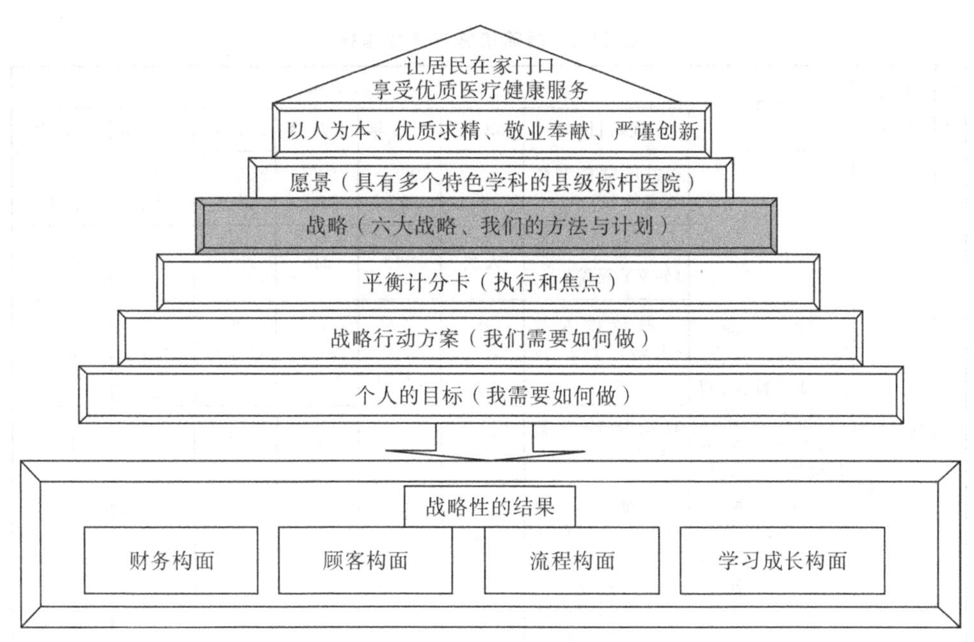

图 11-5　战略地图

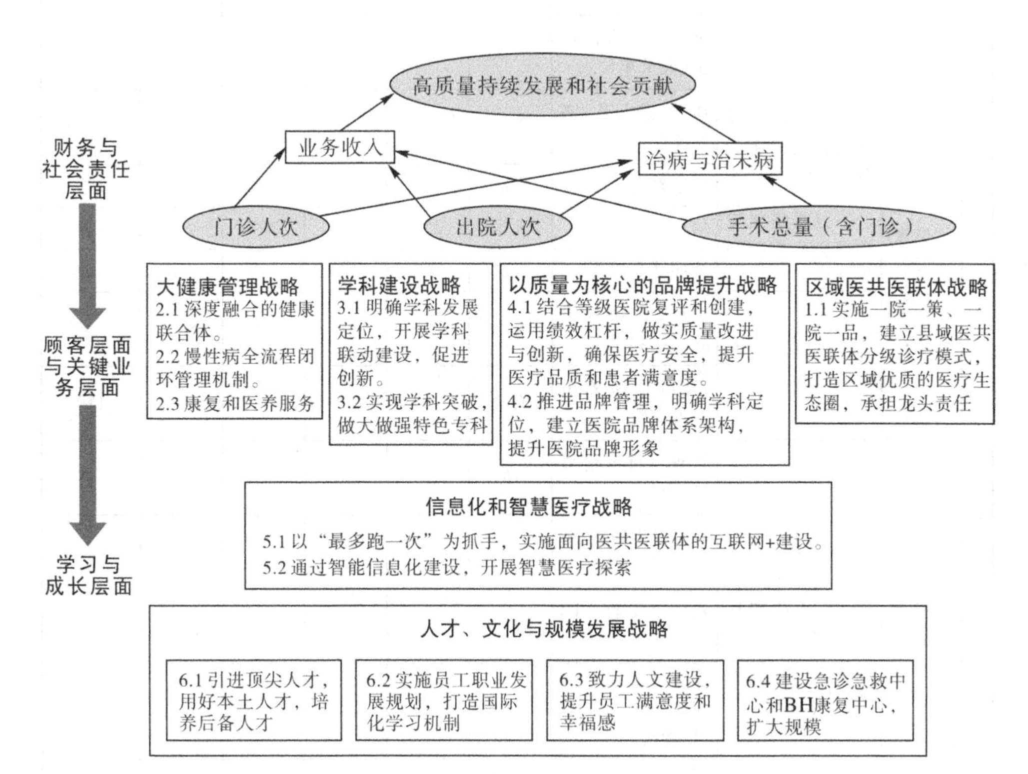

图 11-6　战略主题与目标

表 11-2　战略措施与衡量指标

序号	总体战略	战略措施	衡量指标						
			战略目标	单位	2020 年	2021 年	2022 年	2023 年	2024 年
1	区域医共医联体战略	1.1 实施一院一策、一院一品，建立“基层首诊、双向转诊、急慢分治、上下联动”的县域医共医联体分级诊疗模式，打造北仑区域优质医疗生态圈，承担龙头责任	医共医联体制绩效考核分	%	93%以上	94%以上	95%以上	96%以上	98%以上
			双向转诊人数（转 ZY 医院）	人次	220	240	260	300	340
			双向转诊人数（上转门诊一检查/住院）	人次	3900（3300/1200）	4700（3400/1300）	5000（3500/1500）	5100（3500/1600）	5300（3600/1700）
			双向转诊人数（下转）	人次	7200	8000	8800	10000	11000
			门诊量回流（成员单位门诊量年增长人次）	万人次	25	27	30	32	35
			“一院一品”门诊量占成员单位年门诊量比例	%	30%以上	32%以上	34%以上	36%以上	38%以上
			全·专联合门诊量（成员单位）	人次	4800	5280	5760	6240	6720
2	大健康管理战略	2.1 打造医疗深度融合的健康服务联合体	体检总人次/高端体检人次	人次	43500/2000	46000/2501	48000/3000	50000/3500	52000/4000
			健康教育	场次	100	110	120	130	140
		2.2 创建集团慢性病全流程闭环管理机制	结直肠癌筛查	人次	300	330	360	400	440
			肺部结节筛查	人次	700	770	850	940	1030
		2.3 拓展康复和医养服务	BH 院区康复出院人次数	人次	200	300	600	800	1000
			ZR 院区医养出院人次数	人次	0	80	90	100	110
3	学科建设战略	3.1 明确各学科发展定位，医、教、研联动开展学科建设，大力促进新技术、新项目应用与创新	科研项目新增数（厅局级）	项	6	6	7	8	8
			科研成果新增（省级/市级/区级）	项	0/0/4	/	/	/	/
			新增论文数（SCI 收录）	项	20	22	23	26	28
			继续教育项目立项数新增（国家级/省级）	项	7	7	7	9	10
			新技术、新项目数	个	30	40	40	40	50

续表

序号	总体战略	战略措施	衡量指标						
			战略目标	单位	2020	2021	2022	2023	2024
3	学科建设战略	3.2 实现市级重点学科突破，做大做强特色专科	各层次重点学科数（各级龙头学科/市重点/区重点）(累计)	个	/	/	/	/	/
			各层次特色学科数(累计)	个	1	2	2	3	3
4	以质量为核心的品牌提升战略	4.1 结合等级医院复评和创建，运用绩效杠杆，做实质量改进与创新活动，确保医疗安全，提升医疗和服务品质，提高患者满意度和忠诚度	平均住院时间	天	6.2	6.1	6.0	5.9	5.9
			CMI 值	/	0.846	0.847	0.848	0.849	0.85
			非计划重返手术占比	‰	<1.5	<1.5	<1.5	<1.5	<1.5
			品质管理项目参赛数	项	5	5	5	5	5
			患者满意度（门诊/住院）	分	82	83	84	85	86
			患者忠诚度（门诊/住院）	分	84	84.5	85	85	85.5
		4.2 推进系统的品牌管理，明确学科品牌定位，建立医院品牌体系架构，实施文化传播和公益活动，提升医院品牌形象和影响力	各层次宣传报道/品牌推广活动场次	次/篇数	4/60	5/65	6/70	7/75	8/80
			品牌美誉度	%	80	80	80	80	80
			公益投入	万元	220	240	260	280	300
5	信息化和智慧医疗战略	5.1 以“最多跑一次”为抓手，实施面向医共医联体的互联网+建设	互联网医疗服务人数(门诊/处方)	人次	6000	6300	6615	6946	7293
		5.2 通过智能信息化建设，开展智慧医疗探索	信息闭环建设(数量)	个数	3	4	5	6	7
			门诊智慧服务率	%	82	84	86	88	90
			门诊智慧项目患者服务数	人次	—	—	2000	3000	4000
			物联网接入应用系统个数	个数	—	—	2	3	4
			新电子病历系统使用率	%	90	95	98	100	100

续表

序号	总体战略	战略措施	衡量指标						
			战略目标	单位	2020	2021	2022	2023	2024
6	人才、文化与规模发展战略	6.1 外部专家多元化；引进顶尖人才，用好本土人才，培养后备人才	博士数/硕士数（累计）	人	6/150	9/173	13/208	18/245	25/270
			学科带头人引进数（科副主任及以上）（新增）	人	2	5	2	4	5
			外部柔性引才数	人	10	15	15	25	25
			在培人才项目（领军人才、医坛新秀、宁波泛3315人才等）	人	5	5	5	5	5
			医务人员储备数600张床位	人	—	100	80	60	60
		6.2 实施员工职业发展规划，打造国际化的学习机制，提高员工能力	员工职业发展规划人数	人	3	17	50	88	100
		6.3 深植医院文化，致力人文建设，提升员工满意度和幸福感	文化落地指数	%	80	80	80	80	80
			员工满意度/敬业度	分	90	91	92	93	94
		6.4 建设急诊急救中心和BH康复中心，扩大病床规模，添置国际先进的关键设备	急救中心建设投资（床位规模）	张	800	800	800	800	1100（增加急诊急救中心床位300）
			100万元以上大型设备数量（新增）	台数	8	6	8	10	20
总体指标			业务收入/医疗性业务收入	亿元	6.38/1.83	7.02/1.98	7.72/2.18	8.5/2.40	9.35/2.64
			出诊人次	万人次	125	131	138	145	152
			出院人次	万人次	3.73	3.92	4.12	4.33	4.55
			手术总量	次	16.000	17.600	19.000	21.000	30.000
			医院合作管理委员会考核	%	100	100	100	100	100
			三级公立医院绩效考核全国排名	499	494	489	484	479	

(五)绩效衡量指标

制定了与战略目标相应的战略 KPI 与管理体系(见图 11-7 和图 11-8)。通过管理提升来实现发展效能,从而达到县院“量的巨变”到“质的飞跃”。

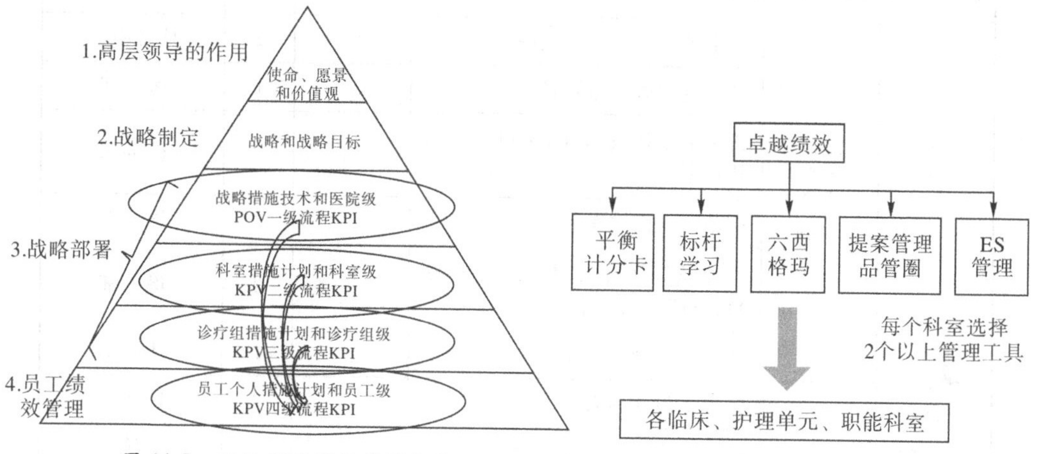

图 11-7　四级 KPI 绩效管理体系　　　　图 11-8　应用科学管理工具

如:科室措施计划(二级流程 KPI)见表 11-3。

表 11-3　北仑区人民医院 2020 年综合绩效月度考核标准——临床科室

月度指标(100 分)　　　　　　　　　　　　　　　　　　2020 年 4 月 5 日

维度	考核指标与内容		是否与战略指标关联	分值	考核部门
医疗质量(40 分)	医疗质量管理(40 分)	核心制度管理		10	医务部
		医政管理		5	医务部
		质量管理		8	质管部
		预防保健管理		4	公卫中心
		职业暴露的规范随访率		2	公卫中心
		医院感染发病率		4	院感部
		医保违规整改反馈率		2	医保办
		输血管理		2	医务部/输血科
		药物管理		3	医务部/药剂科
	医疗安全管理(倒扣分项)	医疗纠纷		监测	医务部
		院领导督查、督办、品质管理、标杆管理等		监测	党政办

续表

维度	考核指标与内容		是否与战略指标关联	分值	考核部门
内部流程指标（40分）	服务质量（10分）	新电子病历系统完成率	√	2	信息中心
		开展电子版临床路径		1	医务部
		提高手术切皮前 Time-Out 正确执行率		2	医务部
		抗菌药物使用率		2	医务部
		三类及以上手术占比（产科考核：孕产妇死亡率）		2	医务部
		病例组合指标（CMI）	√	1	质管部
	服务效率（20分）	每职工门急诊人次	√	2	医务部
		门（急）诊病人住院收治率	√	5	运管部
		手术例数	√	4	医务部
		每职工出院人次	√	4	医务部
		平均住院日	√	5	运管部
	医共体服务（10分）	双向转诊人数（转 ZY 医院）		2	医共体办
		双向转诊人数（下转）	√	2	医共体办
		“一院一品”门诊量达标率	√	3	医共体办
		医共体上转住院收治率	√	3	医共协办
财务维度（5分）	控费与效益（5分）	每床日费用	√	3	运管部
		均次费用、重点病种控费	√	2	财务部
顾客维度（10分）	服务满意度（10分）	门诊患者满意度	√	5	门诊部
		住院患者满意度	√	5	门诊部
学习成长维度（5分）	学习成长（5分）	教学管理		3	教学部
		住培管理		1	教学部
		科室开展业务学习次数		1	教学部

（六）行动方案与战略预算

医院制定了6大战略和14大医院层面的战略举措，通过与各部门的关联矩阵进行战略分解。各临床科室、院区和职能部门根据医院的战略目标，同时考虑其职能定位,制定各自的职能战略和年度工作计划与KPI,并层层分解。根据《医院目标管理办法》,将年度指标和医院预算指标分解到医院各分管领导、职能科室和临床科室、诊疗组、医师个人,以分层责任制的形式,确保目标实现。

1.建立战略主题执行团队

根据6大战略及关键举措分解矩阵(见表11-4)。

表11-4　战略举措

序号	总体战略	战略措施	分管院领导	牵头部门(责任人)	主管部门/协助部门
1	区域医共医联体战略	1.1 实施一院一策、一院一品,建立"基层首诊、双向转诊、急慢分治、上下联动"的县域医共医联体分级诊疗模式,打造北仑区域优质医疗生态圈,承担龙头责任	院长分管,副院长协助	医共体办公室	门诊部、医务部、各院区、临床科室
2	大健康管理战略	2.1 打造医防深度融合的健康服务联合体	书记分管	公共卫生中心	健康管理中心门诊部、入院服务中心、各院区、临床科室
		2.2 创建集团慢性病全流程闭环管理机制			
		2.3 拓展康复和医养服务			
3	学科建设战略	3.1 明确各学科发展定位,医、教、研联动开展学科建设,大力促进新技术、新项目应用与创新	常务副院长分管	科研部	教学部、医务部
		3.2 实现市级重点学科突破,做大做强特色专科			
4	以质量为核心的品牌提升战略	4.1 结合等级医院复评和创建,运用绩效杠杆,做实质量改进与创新活动,确保医疗安全,提升医疗和服务品质,提高患者满意度和忠诚度	副院长分管	质管部	门诊部、党政办、党建办、各院区、临床科室
		4.2 推进系统的品牌管理,明确学科品牌定位,建立医院品牌体系架构,实施文化传播和公益活动,提升医院品牌形象和影响力			
5	信息化和智慧医疗战略	5.1 以"最多跑一次"为抓手。实施面向医共医联体的互联网+建设	副院长分管	信息中心	医务部、质管部
		5.2 通过智能信息化建设,开展智慧医疗探索			

续表

序号	总体战略	战略措施	分管院领导	牵头部门（责任人）	主管部门/协助部门
6	人才、文化与规模发展战略	6.1 外部专家多元化；引进顶尖人才，用好本土人才，培养后备人才	常务副院长分管	人力资源部	党政办、门诊部、总务部、医工部、各院区、临床科室
		6.2 实施员工职业发展规划，打造国际化的学习机制，提高员工能力			
		6.3 深植医院文化，致力人文建设，提升员工满意度和幸福感			
		6.4 建设急诊急救中心和滨海康复中心，扩大病床规模，添置国际先进的关键设备			
总体指标			院长分管	运管部	财务部、党政办

2.关键资源配置

从人力资源、财务资源、IT信息化、基建设施等方面进行关键资源配置。

3.战略性预算

为确保战略目标的实现，以及医院在区域内的领先地位，在战略制定时通过定量（如时间序列分析、回归分析）、定性等方法预测未来的绩效及未来目标实现的可能性，通过预测未来发展的趋势，以及与同级医院的差距，及时调整战略举措以确保竞争地位。

如：业务预算（见图11-9）。

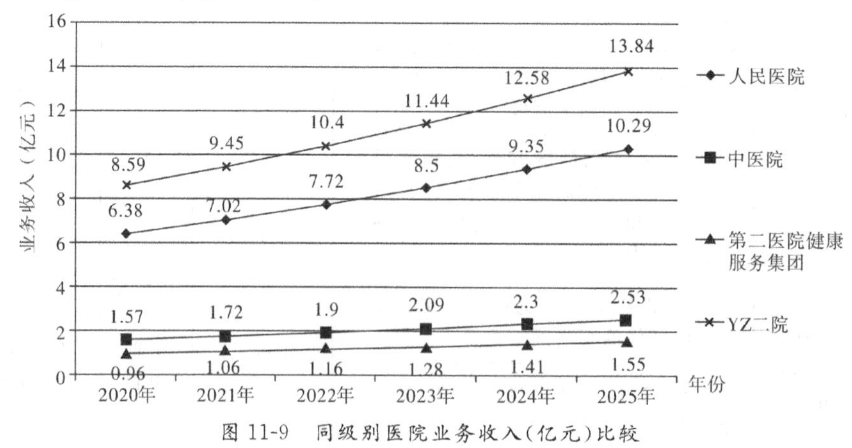

图11-9　同级别医院业务收入（亿元）比较

(七)战略调整与回顾

年度调整:每年年底,医院均要对财务与社会责任、顾客、关键业务流程、学习与成长等关键绩效指标进行分析和评价(见表11-5),对未达标的项目及存在的问题进行追根溯源,全面了解情况之后进行系统的战略检讨,并进行适当的战略调整,形成未来5年的战略。

表 11-5　2021 年绩效考核方案新变化

项目	主要指标	调整内容
4点新变化	强化"大质量""考核"	·质量开合分占比从40%提高到50% ·统一反馈整改机制
	取消季度考核	·不再设立季度奖 ·取消季度考核,指标并入年度考核
	突出工作量考核	·重点抓出院人次、手术量指标 ·弱化平均住院日,强化床位使用率考核
	扩大"年度考核"范围	·扩大年度考核指标应用范围,将"预发奖金"纳入年度考核 ·修订年终奖方案,合理拉开考核分差距

紧急调整:当遇到重大的医改政策、医疗环境等变化时,医院战略领导小组根据政策规定调整业务单元及学科格局。

如:2020年因新冠肺炎疫情的发生,根据医院战略调整政策规定,财务部对当年的战略预算进行了紧急调整。

战略监测:医院建立了用来追踪实施计划进展情况的关键测量项目或关键指标,通过目标层层分解,分解到各部门,形成各部门的关键绩效指标。医院制定了追踪实施计划进展情况的关键绩效测量指标体系,由运管部负责跟踪完成情况,并通过月度、季度、半年度和年度的经营分析会实施战略监测工作。

数据建模:通过建立数据科学模型的手段解决现实问题的过程(见图11-10)。

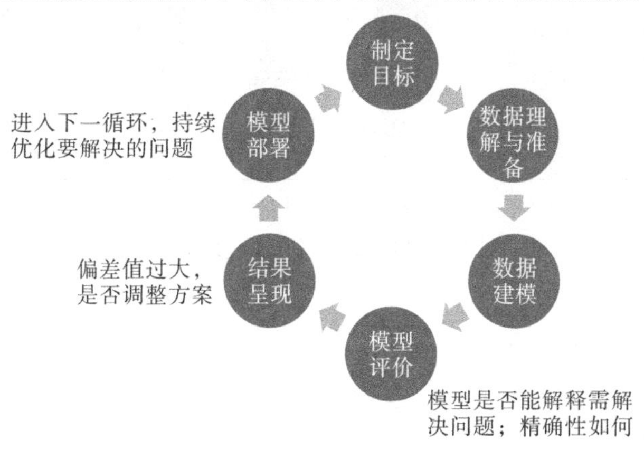

图 11-10　数据建模过程

(八)基于平衡计分卡的医院战略实施的结果

1. 该院2019年三级公立医院绩效考核评价结果由B+上升至B++,国家监测指标排名上升142名。

2. 该院2019年CMI值位居市同级医院第三位(见图11-11)。

☑ 2019年该院CMI值位居NB市同级医院第三位

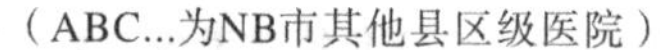

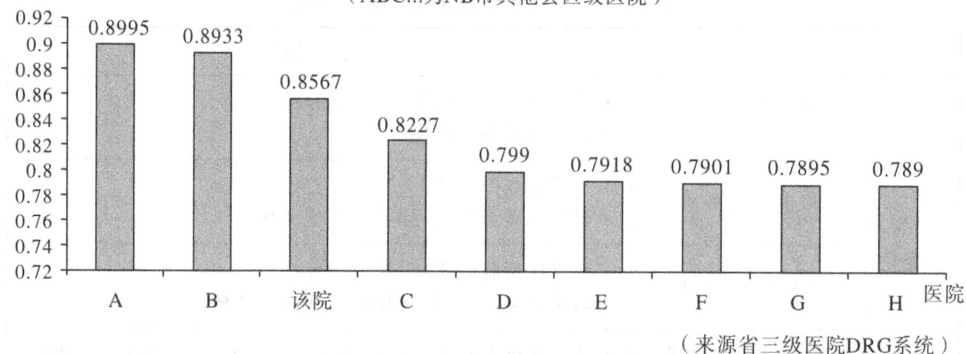

病种组合指数（case mix index, CMI）是基于疾病诊断分组（diagnosis related group, DRG），用于评估医院收治患者疑难程度的指标

图11-11 2019年宁波市县区级CMI值

3. 该院2014—2019年医院门急诊工作量逐年提升(见图11-12和图11-13)。

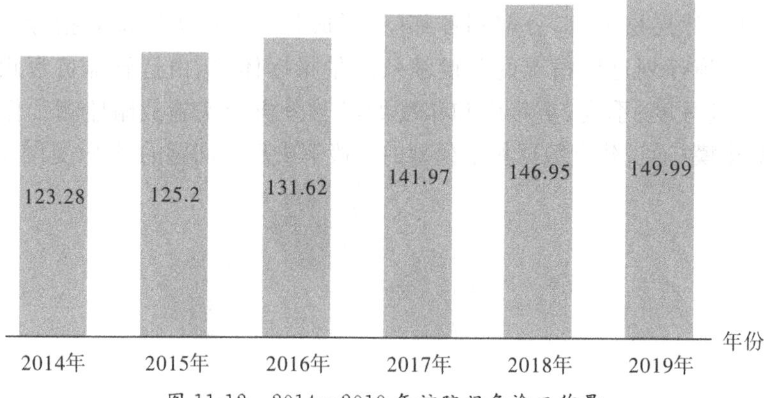

图11-12 2014—2019年该院门急诊工作量

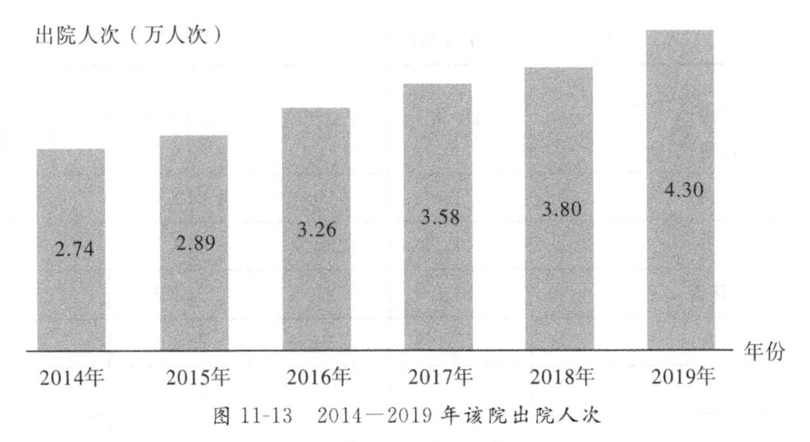

图 11-13 2014—2019 年该院出院人次

4.该院 2014—2019 年医院药占比逐年下降(见图 11-14)。

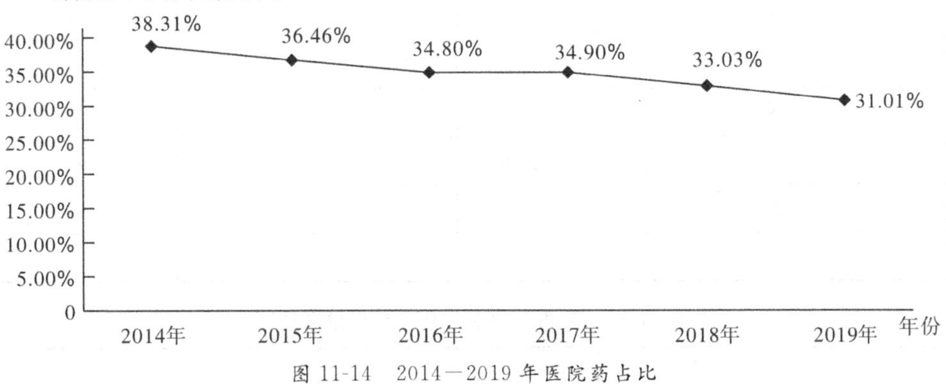

图 11-14 2014—2019 年医院药占比

5.该院 2019 年平均住院日指标位于全省同级医院第三名(见图 11-15)。

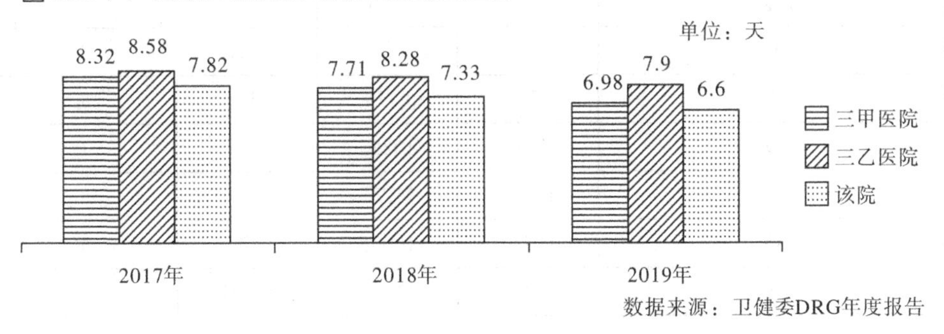

图 11-15 2017—2019 年 NB 市县区级医院平均住院日

6.在医疗业务快速增长的同时,为了保障公益性,医院狠抓控费工作,使门诊、住院均费水平长期处于市同级医院较低水平(见表 11-6 和表 11-7),管理水平较高。

表 11-6 NB 市同级医院门诊均费排名情况

医院 \ 门诊均次费用(元) \ 年份	2019 年	2018 年	2017 年	2019 年同级医院排名
A	226.6	219.1	213.0	1
B	236.7	230.7	216.7	2
该院	240.9	227.3	217.1	3
C	241.4	230.9	221.2	4
D	242.0	231.7	222.3	5
E	247.9	239.4	239.8	6
F	249.5	236.4	226.8	7
I	259.1	256.2	253.6	8
J	262.2	246.3	236.9	9
K	262.9	255.0	243.0	10
L	275.6	278.3	265.7	11
M	291.8	282.4	282.3	12
N	306.8	305.7	290.0	13

表 11-7 NB 市同级医院住院均费排名情况

医院 \ 住院均次费用(元) \ 年份	2019 年	2018 年	2017 年	2019 年同级医院排名
该院	8349	8597	8487	1
B	8877	9150	8922	2
A	9792	9476	9199	3
D	9953	10225	9897	4
N	10187	11253	11801	5
C	10273	10698	10745	6
E	10438	11251	11881	7
K	10525	10187	9998	8
I	11294	11183	11671	9

续表

医院 \ 住院均次费用(元) \ 年份	2019 年	2018 年	2017 年	2019 年同级医院排名
F	11500	11.068	10568	10
M	13755	12701	13744	11
J	13.769	13700	13974	12
L	13888	13923	13539	13

7.该院 2017—2020 年战略目标实现率与战略实施计划实现率逐年上升(见表 11-8)。

表 11-8 2017—2020 年战略目标衡量指标

测量指标	结果			
	2017 年	2018 年	2019 年	2020 年
战略目标实现率(%)	99.75	97.22	99.59	99.68
战略实施计划实现率(%)	95	95.4	98	98.6

(九)总 结

平衡计分卡使传统的绩效管理从人员考核和评估的工具转变成为战略实施的工具,使领导者拥有全面的统筹战略、人员、流程和执行四个关键因素的管理工具,并可以平衡长期和短期、内部和外部,确保持续发展的手段。

平衡计分卡的实施由有经验的专家指导,具备有效的信息系统,减少行政事务和手工操作,增加相互沟通和工作透明度。

第十二章 流程重组

第一节 流程重组介绍

一、名词解释

流程重组是指经组织资源整合和优化，最大限度地满足组织的管理系统快速发展需要的一种方法，它能够体现一种全新的管理思想，且远远超出了管理工具单纯的价值。流程重组主要强调对组织现有的核心业务流程进行颠覆性的再思考和设计，从而使组织的资源实现以流程为中心的再次整合，最终达到提高组织的运营效率和经营业绩的目的。

二、医院流程重组作用

医院流程重组主要借鉴了企业经营模式，这种模式源于“亚当・斯密分工理论”和19世纪弗雷德里克・泰勒的“管理理论”。这两种理论都强调分工，但随着医务人员素质和技术水平的持续提高以及患者需求的不断增加，基于这两种理论的医院经营模式已经显露出一些缺点：①过分强调分工和知识专业化大大影响了医疗服务的协调性；②专业化的职能部门不需要对患者全面负责，这造成了工作流程的割裂；③组织机构严重臃肿，也助长了官僚作风。

因此，医院需要从患者需求、竞争需求与变革需求三个方面对经营机制进行改革。

(1)患者需求：随着患者对各种医疗产品和服务要求的提高，医院应该以提高患者满意度为目标，基于患者体验导入国际先进的顾客满意服务体系，不断优化服务流程并深化服务内涵。

(2)竞争需求:在面对激烈的竞争时,医院需要有以人为本的团队精神,以提升医院内部凝聚力为最终目标,通过完整地实施医院文化方案,形成统一的价值观,使医院内部产生强大的凝聚力。

(3)变革需求:要实现效率提升,必须塑造有竞争力的医院品牌形象。医院通过改进形象提高知名度和美誉度,并且提升自身的无形资产价值,为医院的长远发展创造良好的外部环境。

现代医院业务流程模式的特点在于大量结合现代信息技术,而这首先改变了沟通方式,其次改变了组织结构,最后改变了权力分配。权力的分配使管理者的管理范围不断增大,同时减少了管理层次,使整个医院的组织结构"扁平化",而这更加符合市场竞争的需要。

在美国,流程重组率先被引入医院管理中,并取得了显著的成效。目前,医院流程重组日臻成熟,已成为一种世界潮流。将流程重组业务,特别是门诊业务流程进行优化与再造,是医院提升医疗管理质量、提高效率和效益的有效方法与途径之一。传统的医疗就诊模式是"单向串联"流程模式。"单向串联"流程模式中的诸多活动是先后发生的,即前一个过程的结果是后一个过程要输入的内容,这种方式仍是当前医院的主要业务运作方式。但这种方式使医疗资源的配置和信息共享受到限制,导致医院就诊流程效率低下,医院收益减少,医院流程增值能力差。若将组织流程重组的原理应用到医院就诊流程管理中,对医院就诊流程进行重组,再结合高端通信设备和智能医疗设备的应用,根据医院的实际情况,从患者的最大利益出发,同时关注医生、护士、药师的可操作性,并将有利于医院发展的几大元素紧密、有效地结合起来,将会形成一个优质、高效的医院管理体系。

随着社会经济的持续发展和科技的不断进步,人们的医疗需求日益多样化、个性化,现代医院尤其综合性医院的医疗分工也越来越细,对医疗效率的要求亦越来越高,而这一切都要依赖于庞大的组织结构以职能型的组织方式将医院分成若干个职能科室,各科室在职责上严格分工,组织被分割成众多职能模块。但医院的部门分工过细,配置不够合理,甚至两个紧密相关的部门因为某些特殊因素而被分派到不同的单位,造成患者东奔西走,浪费大量时间、精力甚至耽误最佳的就诊时机。

医院管理体制的先进性要与通信设备和医疗器械的先进性相匹配,医院的信息化程度要与医院的流程管理密切相关。合理、通畅的就诊流程需要以信息技术为载体来实现。同样,完善的信息系统需要依靠合理的流程来表达。由此可知,医院的业务流程是否合理、简便、快捷,关系到患者寻医问药的过程是否顺畅,关系到科室对患者的检查和治疗是否准确且到位。因此,流程再造管理与信息技术是相辅相成的，两者缺一不可。

三、实施步骤

医院医疗工作流程是指患者到达医院就诊直至离开医院的一系列活动的过程。它以患者的流动为中心，反映从患者到达医院，经历各个服务单元直至最终离院的过程，一般由门(急)诊、住院和出院等几个大的子流程构成，每个大的子流程又分别包含若干个小的子流程。整个流程的关键是医院医疗服务整个过程的等待时间以及医院的服务能力和水平，而患者满意度的提高又与这些因素紧密相关。借鉴企业流程重组的实施路线和实施经验，结合医院的工作特性，医院流程重组可以分为以下6个步骤进行。

(一)了解当前患者就医流程，梳理出流程清单

明确研究对象和范围，系统思考医院相关流程分类，绘制医疗流程图。

(二)确定流程重组的目标

审核并确认流程清单，按照筛选流程的原则，如提高服务水平、缩减流程循环时间、缩减等待时间、增加效益、降低成本、减少费用等，结合医院整体战略目标和绩效改进预期，通过叙述性描述、流程的技术性描述、社会系统分析，最终确定核心流程目标。

(三)确定流程重组项目团队和实施流程重组的方法

1.建立项目团队

在一个项目开始之前要做好充分的工作分析，其目的就是为了更好地定义项目团队所需的角色以及所需成员的数量。工作分析可以把一个项目按一定原则分解，项目分解成任务，任务再分解成一项项具体的工作，再把一项项工作分配给合适的团队成员。

团队有必要建立自身项目的标准工作分解结构和相应的工作说明，这样在项目执行中就会有章可循。

2.基于流程重组的信息系统战略规划

基于流程重组的信息系统战略规划一般可分为5个阶段，包括系统战略规划阶段、系统流程规划阶段、系统数据规划阶段、系统功能规划阶段及系统功能实施阶段。

3.流程优化效率分析

(1)从业务流程管理角度，可运用价值链分析方法对业务进行分析，先判断各个环节是否为增值活动、非增值活动或可疑活动。

(2)分析可疑活动类型,如检查、输送、耽搁和储存。

(3)对流程的各节点进行重组,包括清除并简化非增值环节、整合同一岗位承担的多项任务、增加关键节点的增值环节及重排流程各环节。

4.流程节点效率分析

(1)分析各环节所需时间。

(2)统计原有流程效率和优化后的流程效率。

(3)分析非增值率及效率优化率。

(四)建立医疗流程模型并对其进行分析,找出流程的瓶颈

筛选核心流程设计调查表,对顾客(包含内部和外部,即院内工作人员)进行问卷调查,统计分析调查结果,根据排序确定需要改进的薄弱环节,分析薄弱环节所处的流程。

(五)确定解决方法,建立新的医院流程并进行模拟

通过以下四个方面确定解决方法:从工作目标而不是各部门利益出发,重新界定各流程中所涉及部门的职责和相互关系,即转变机构职能;重新整合医院相关的人力、财力、物力、时间、信息等要素资源,即优化资源配置;进一步改进管理制度中存在的缺陷,即完善管理制度;进一步细化重点工作标准,即加强标准化建设。重新绘制流程图,并形成医院流程优化与再造实施方案。根据重组目标修正确定新的流程并予以实施。在实施该步骤的过程中,应从以下几个方面展开:①构建有助于控制关键偏差的组织;②工作的基础单元是"整体工作";③工作团队成为组织的构建模块;④从源头控制偏差的发生;⑤提供信息反馈系统;⑥在工作点进行决策;⑦控制流程与信息流程集成;⑧设计能够激励员工的工作;⑨核心活动获得广泛的支持;⑩一次性获取数据,应用信息技术获取、处理和分享信息。

(六)实施修正

通过建立流程重组团队,关注实施中的特殊问题,定义优化目标,开发解决方案,进行组织文化的彻底变革,从而将变革标准化。在医院组织实施流程重组方案的过程中进行现场观察,同时进行问卷调查,观察流程并评估改进效果,从而提出改进方案,以使流程更完善。

四、适用范围

在医院流程重组前,应运用文献综述的方法对以往的研究进行总结分析。在筛选核心流程时,可以运用问卷调查、实地调研、头脑风暴、绩效重要性矩阵、

流程优先矩阵和思维导图等方法。在流程分析问诊时，可以运用流程图、鱼骨图、逻辑模型、成本效益分析、柏拉图、排队论、系统动力学模型等方法，也可以借鉴六西格玛质量管理理论中的DMAIC方法对某些已有流程进行现状测量、分析和改善，并加强控制。在流程再设计时，可以运用头脑风暴法、数学模型仿真法，以及借鉴工业流程理论中的工作研究和程序分解等方法，对有关流程进行清除、合并、重排、简化；此外，还可以借鉴六西格玛质量管理理论方法对某些重新设计的流程进行定义、测量、分析、设计和验证，也可以借鉴组织变革理论中的组织结构设计和再造方法对医院组织结构进行革新，减少管理层次，打破固有组织边界，扩大员工的工作范围，建立学习型组织，重新形成团队以适应各类流程变化所需要的机构职能。在进行实证检验时，可以运用上述多种分析方法对结果进行评价。

五、注意事项

随着医疗改革的不断深入，医院药房的发展机遇与挑战并存，在流程重组中总会存在这样或那样的问题。

1. 管理理论不足

目前，医院药房从主任到一线员工，几乎都是主修药学专业的药师，很少有经过管理学系统培训的人才，从而造成了管理经验的普遍缺乏，且在管理方法和管理工具的应用上存在一定的不足。要解决该问题，唯一的方法就是学习，通过学习先进的管理理论，特别是学习先进企业的管理理念和实践经验，以弥补自身的不足。

2. 流程复杂

与企业相比，医院药房部门较多、分工较细，各部门工作互相交叉、依赖，流程复杂，导致普通员工很难了解流程的点和面，而管理者也很难洞悉流程的运作细节。

3. 流程实施不力

医院药房流程复杂，服务对象主要是患者，且员工素养参差不齐，从而造成员工在日常处理问题时并未完全按照标准流程进行操作。

4. 信息技术的应用有限

信息技术是当今医院药房流程重组中必不可少的要素之一。部分医院特别是基层医院，由于信息人才缺失、信息技术投入不足，所以在流程中未能充分利用信息技术，从而出现效率低下、信息不对称、员工各自为政等问题。流程重

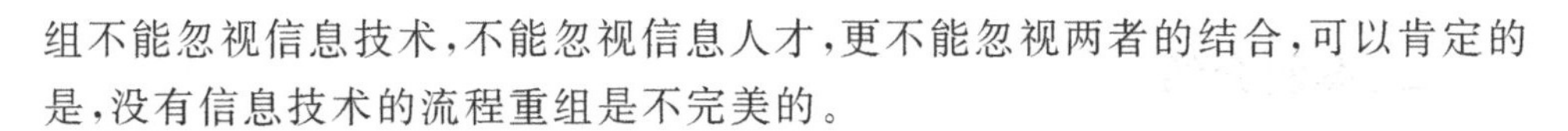

组不能忽视信息技术，不能忽视信息人才，更不能忽视两者的结合，可以肯定的是，没有信息技术的流程重组是不完美的。

5.过度依赖信息技术

信息技术是流程重组中的一个重要工具，但绝非流程的全部，更不能替代流程。流程重组的核心是流程的调整、充实和完善，过度依赖信息技术会导致事倍功半的后果。医院药房流程重组要根据自身人员、场地、资金、技术和工作量等来选择合适的信息技术，即信息技术必须与当前的工作要求相一致。

第二节　案例分享——线上线下综合管理，打造综合型一站式出院服务中心

一、案例导读

目的：打造综合型一站式出院服务，有效改善财务结账流、药品流、用药信息流的“三流时空分离”问题，提高医疗机构出院带药发放效率，提高患者满意度。

方法：该院从场地、信息、人员三个角度入手，集合财务科、病案科、药学部各职能部门，共同成立一站式出院中心，同时实现医保转换、出院结算、病案资料打印、出院带药发放及用药宣教等多种功能。

结果：项目运行后取得了显著的数字成效。护士从事出院带药接收、核对、发放工作的时间平均减少1～2小时/天；工人临时送药次数平均减少150次/天；电梯占用时间平均减少2.5小时/天；患者出院流程等待时间平均缩短80分钟/人；大约为医院节省5个人力成本。在新的流程体系下，医护和患者满意度达到100%，药师满意度上升至95.2%。

结论：整个出院带药流程体现了自动化、智能化、高效化的特点，有效地减少了出院流程环节，缩短患者的出院时间，减轻了医护工作人员的负担，极大地改善了该院的服务质量和社会形象。推广一站式服务，实现了“零等待”“零漏取”“全交代”“全天候”，为患者提供全程优质的服务，是一次成功的“大理念、小举措，大成效”的流程再造实践。

二、案例介绍

1. 背景与现状

目前，我国医疗机构出院带药发放基本为两种模式：①药房调剂好药品后送到病区，由护士逐个分发给患者；②患者出院结账后再到药房窗口取药。目前，受限于场地范围、配备药师和信息化程度等，三甲医院出院带药普遍使用第①种模式，本案例中医院原有流程也是如此。

在具体实践过程中发现，该流程实际是财务结账流、药品流、用药信息流的“三流时空分离”，即患者到出院结账窗口进行出院结账；出院带药从住院药房、静配中心药房、中药房送到病区，再分发到患者；护士对患者进行分散式用药信息交代。三个环节相互独立，协同性差，紧密度不高，导致经常出现患者出院结账手续办好后，还需“人等药”，难以快速出院，大大降低了床位的利用率。同时，护士需要花费较多的时间和精力与送药工人和患者多次核对药品，而不同资质的护士又体现出不同的患者用药宣教质量，直接影响了患者的用药安全。该流程存在各种弊端，各方满意度低。

对此现状，本项目于 2016 年 4 月启动前就进行了前期相关调研。对象为医生、护士、药师及患者，样本量为 295 份，具体数据见表 12-1 和图 12-1。

表 12-1　某医院原出院带药流程满意度

人员类别	满意度
医护人员	33.2%
患者	66.0%
药师	75.6%

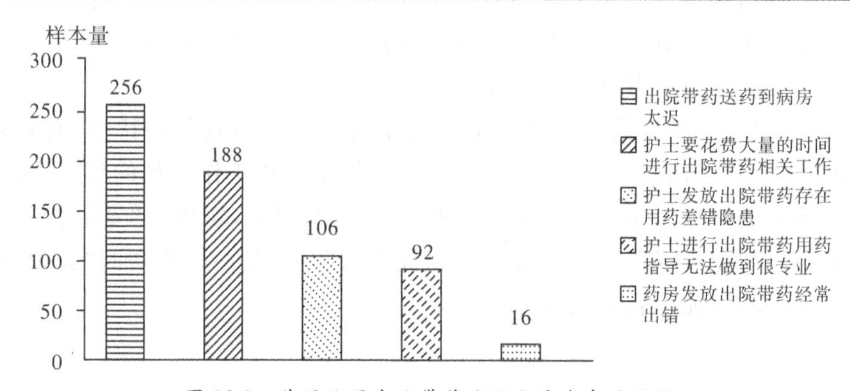

图 12-1　某医院原出院带药流程主要存在的问题

2.方法与流程

2016 年 4 月,该院从场地、信息、人员 3 个角度入手,集合财务科、病案科、药学部 3 个职能部门,共同成立一站式出院中心,实现了全新的出院带药流程,患者到财务窗口办理好出院手续后,即可在隔壁病案窗口打印住院期间检查资料;到出院带药窗口取药并接受临床药师专业和详细的用药信息交代,真正实现患者出院手续办理“最多跑一次”。

(1)一站式出院中心区域规划

在原有出院收费结账窗口旁新增 1 个病案窗口和 2 个出院带药窗口。新流程中,配送工人可将药物直接送至一楼,节省上下楼层送药时间,而且可以避免工人与护士交接核对存在的安全隐患。患者可以完成结账手续后及时打印检查资料并拿到出院药品,一体化流程大大缩短患者出院时间。

(2)智能化的系统设计

1)多药房集约式配送模块:出院带药中,片剂、针剂医嘱统一由门诊药房审核、调配并运送到一站式出院带药窗口,杜绝以往病房护士等候和接待多个药房出院带药配送的情况,显著提高药品运送效率。出院带药的中药医嘱则由中药房审核后,经医药公司煎煮,直接邮寄至患者家里,显著缩短药品运送环节的时间。

2)出院带药温馨提示模块设计:护士通过病房护士站系统发放出院通知时,温馨提示模块会提示该患者是否有带药。患者在收费窗口出院结账时,收费处系统会再次提醒是否有带药以及取药的窗口号,以避免患者漏取药物。经过双重提醒,大大降低了患者的药品漏取率。

3)智能亮筐系统:出院带药窗口药品与药筐绑定后,药筐可以随意上架,任意叠放,克服了传统货架因固定病房位置而导致货架空间不能有效利用的弊端,也克服了智能药架亮灯货位有限的弊端。出院带药窗口发药时,输入患者结账发票上的住院号,在界面的右下角会出现相应的药筐编号,药架上的药筐会自动亮绿灯,药师平均取筐时间为 10 秒/筐,极大地节约了高峰期的找药时间并提高了准确率。同时支持多筐亮灯,对新增补的出院带药会及时显示,以避免药品的漏发。

4)漏取药品查询模块:每日 16:00,可快速筛选出已结账未取和应结账未结账的药品,便于出院带药窗口及时通知或通过邮寄的方式保障每位患者均能拿到药品。

(3)专业化的用药指导

1)临床药师主导制:由内部遴选出沟通能力良好的具有丰富临床和患者教

育经验的一线临床药师,从事出院带药窗口药品发放及指导工作。

2)基于患者健康素养的用药指导:健康素养是指阅读、理解并运用健康信息的能力,临床药师借助信息系统构建简单易懂但涵盖重要注意事项的基于患者健康素养的用药指导单,在患者出院前对其进行用药指导,并在讲解后将用药指导单交给患者。另外,在儿童选药方面加强与医师之间的沟通,挑选合适的剂型、味道,使儿童能够更好地执行出院后的用药方案。对特殊药物(如免疫抑制剂、华法林等)的使用,需制定单独的用药指导单,包含用法用量、注意事项、保存条件、随访周期等,注意用药风险和警示不良反应。

3)多元化的患者用药咨询:①面对面版:药师调剂时与患者进行面对面的用药指导信息传递。②微信版:只要患者关注用药指导单上的微信公众号,即可匹配患者处方信息,实现实时微信推送。③印刷版:用药标签和用药指导单以及宣传册、板报、刊物、书籍等,患者可以通过多种途径获取。④电话版:用药指导单上附有咨询电话,全天候接受药物咨询。⑤视频版:将吸入剂等特殊制剂的用药指导信息录制成视频,通过扫码二维码可以实现教程播放、推送等。

3.实施成效

项目运行后,取得了显著的数字成效。共发放出院带药 27 万份,平均每日用药指导 260 人次;护士从事出院带药接收、核对、发放工作的时间平均减少 1～2 小时/天;工人临时送药次数平均减少 150 次/天;电梯占用时间减少 2.5 小时/天;患者出院流程等待时间平均缩短 80 分钟/人;大约为医院节省 5 个人力成本。

流程改造后,2016 年 12 月再次进行满意度调研:在新的流程体系下,医护和患者满意度达到 100%,药师满意度上升至 95.2%,详见表 12-2 和图 12-2。该项目取得的显著成果也发表于《中国现代应用药学》。

表 12-2 新出院带药流程满意度

人员类别	满意度
医护人员	100%
患者	100%
药师	95.2%

截至 2019 年 9 月,一站式出院中心共接受行业管理部门及兄弟医院参观 420 余次,应邀对外交流 80 余次。本项目还获得了第二届全国药学服务创新大赛全国十佳项目。

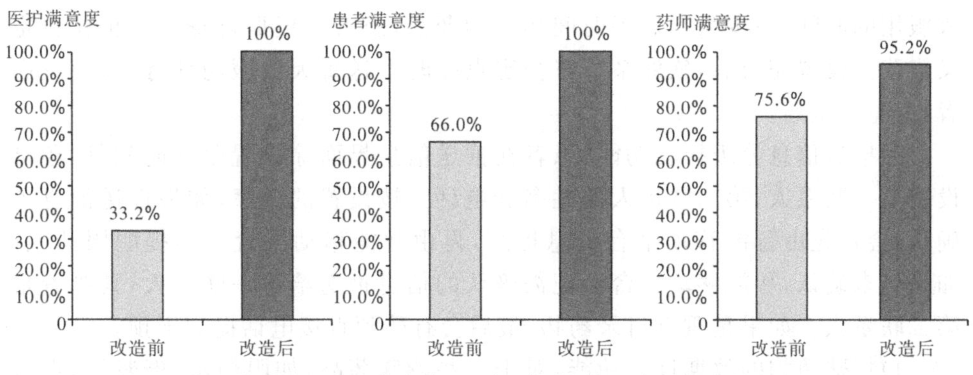

图 12-2　流程改造前后医护、患者、药师满意度对比

整个出院带药流程体现了自动化、智能化、高效化的特点，有效地减少了出院流程环节，缩短患者的出院时间，减轻了医务人员的负担，极大地改善了我院的服务质量和社会形象。推广一站式服务，实现了“零等待”“零漏取”“全交代”“全天候”，为患者提供全程优质的服务，是一次成功的“大理念、小举措、大成效”的流程再造实践。

4. 持续改进

该院在“以患者为中心”的服务理念下，于 2016 年构建了基于一站式服务模式的出院带药新流程。项目运行至今，得到业内外广泛好评，但出院患者的院后管理、慢病管理以及病历医保报销等方面仍存在进一步改进空间。因此，我们在此基础上继续深化改革，利用互联网技术，加强线上管理，真正地把“最多跑一次”落到实处。

2018 年 12 月，该院在智能移动平台推出健康大管家。平台架构涵盖出院带药服务、病历服务、医保服务等内容。

(1)互联网＋出院带药平台(用药安全管家)

为提高患者出院后用药的安全性和依从性，在用药安全管家中设计了用药指导单(电子版)、定时推送服药信息、推送信息分级接收、特殊药物的效期计算、服药依从性反馈单、患友之家等操作功能。

1)用药指导单(电子版)功能：患者入院时在手机上便可下载医院健康大管家 APP，在出院中心领取出院带药后即可在出院患者服务平台进入“出院带药指导单”模块，上面会显示该患者的信息以及所需服用药物的用法用量和注意事项等。另外，点击药盒外观，可以阅读该药品完整的电子版说明书，同时配备单剂量药品的外观。该功能极大地方便了患者核对和了解药品的性状及不良反应，随时可查询，提高便捷性。

2)定时推送服药信息功能：所有药品在维护时均参照系统默认参考时间输

入服用的时间点；少数与进餐时间相关的药品，患者可根据自身情况稍作自定义修改。设置完成后，软件系统将会定点按时推送每天的服药任务，以提醒患者，避免漏服药。

3)推送信息分级接收功能：患者在推送信息界面除设置服药时间外，还可设置第一联系人、第二联系人的姓名和电话。按设置的顺序，如果推送消息未确认，会首先由智能移动平台消息提醒，再由智能移动平台电话提醒服药人。如果仍未确认，智能移动平台会把需确认的信息推送给第一联系人，紧接着是第二联系人。如果是重点目录药物，最后会有药师直接电话提醒干预。

4)特殊药物的效期计算功能：对于一些特殊药品，如眼药水、糖浆等，点击"开封时间"后即有相应的效期提醒，以提醒患者需定时更换药品。胰岛素笔芯同样可以根据使用剂量来提醒患者是否需要补充，以保证治疗的序贯性。

5)服药依从性反馈单功能：按照服用疗程，最终将生成每位患者服药依从性的反馈表。并且根据随访计划告知是否需要复诊，推送主管医生的门诊时间，方便患者及时就诊，了解下一步诊疗计划。

6)患友之家功能：系统目前纳入了服用华法林、免疫抑制剂和长期使用激素的患者，成立了患友之家。每一个患友之家都有专职的临床药师给予专业的服务。药师不仅会定期科普药物相关知识，而且会根据患者的情况给予用药方案上的建议，并把异常患者情况反馈给医生，以方便医生及时介入，最大可能地保证患者用药的安全性。

(2)互联网+病历服务平台

2018年8月，该院调研结果显示，在传统病案室工作流程中，病历打印窗口每天打印病历150人次/天，其中7天病历归档打印报销材料占80%，而异地人员打印病历大约有90人次/天。如果按照交通成本费约200元/(人次·天)，时间成本100元/(人次·天)计算，共需耗费公共资源3.3万元/(人次·天)，患者满意度仅为73.7%(见图12-3)。

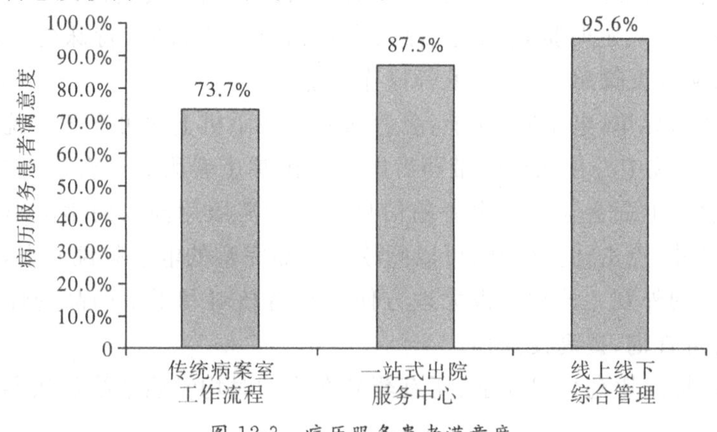

图12-3 病历服务患者满意度

在线上线下综合管理流程中，患者可在APP上的病历服务平台发起申请，经过身份认证后即可勾选所需资料，等审核通过后即可通过邮寄获得盖章后的打印资料，极大地解决了患者复印病历费时费劲的难处，让患者少跑腿，患者满意度上升至95.6%（见图12-4）。

(3)互联网＋医保服务平台

互联网＋医保服务平台由系统机器人设立全省各地医保的知识库信息，对一些报销流程和材料问题可以予以及时咨询和解决。同时设有各地医保联系电话，可以一键咨询。对一些院内医保审批，如外省医保的审批流程，可以采用线上审批的方式，花费时间5分钟，让患者省时省力。2018年8月的调研结果显示，该项服务上线以来，患者满意度提高至91.6%，财务人员满意度提高至93.5%（见图12-4）。平均减少患者在窗口医保咨询5分钟，有效地缩短患者的等候时间；为医院节省平均0.5个医保人员成本。

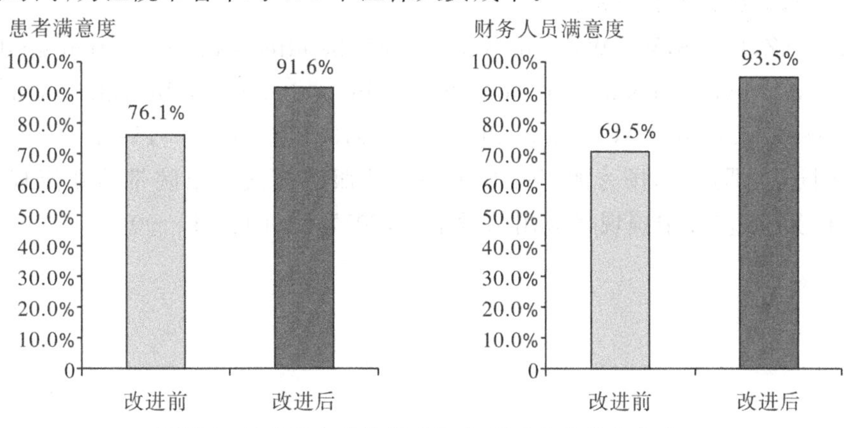

图12-4　医保服务改进前后患者、财务人员满意度对比

通过线上线下综合管理，打造综合型一站式出院服务中心，真正地把“最多跑一次”真正落到实处，达到多方共赢的大实效。一站式服务是传统流程再造的新拓展，是今后医疗服务持续质量改进的新思路，可以应用到各个方面，是使患者“美好就医”、提升患者满意度的有效途径。

三、案例总结

该案例为了提高医疗机构出院带药发放效率，提高患者满意度，从患者需求、竞争需求与变革需求等方面对医院业务流程进行了重组，通过线上线下综合管理，打造综合型一站式出院服务中心，真正地把“最多跑一次”真正落到实处，达到多方共赢的大实效。但出院患者的院后管理、慢病管理以及病历医保报销等方面仍存在进一步改进空间，需要继续深化业务流程重组，利用互联网技术，加强线上管理，真正地把“最多跑一次”落到实处。

参考文献

[1] Mao L, Zhai SD. Study on improving comprehension of package inserts to populace by information design [J]. Pharm Care Res, 2011, 1(3): 232－234.

[2] Fei SS, Zhang GB, Zhang MH, et al. Analysis the status and significance of medication guidance based on the comprehesion of patients [J]. Drug Eva, 2012, 9(2): 18－20.

[3] Lin SY, Gan HZ, Wu XL. Importance of pharmaceutical care for elderly discharged patients with low cultural level [J]. Chin J Mod Appl Pharm, 2014, 31(2): 231－233.

[4] Lin XZ, Li YS, Wu W, et al. Analysis of the effects of medication guidance on improving medication compliance in asthematoid bronchopneumonia cases [J]. Chin J Mod Appl Pharm, 2016, 33(12): 1584－1586.

[5] 张国兵，邵燕飞，杨秀丽，等. 基于一站式服务模式的出院带药新流程的设计与实现[J]. 中国现代应用药学杂志，2017，34(6)：899－902.

第十三章 品管项目的实施与医院高质量发展

2021 年 6 月，国务院办公厅印发的《关于推动公立医院高质量发展的意见》(国办发〔2021〕18 号)指出，当前我国已转向高质量发展阶段，人民群众多层次多样化医疗健康服务需求持续快速增长。加快提高医疗健康供给质量和服务水平有助于满足人民美好生活需要。并提出强化体系创新、技术创新、模式创新、管理创新，加快优质医疗资源扩容和区域均衡布局。为更好提供优质高效医疗卫生服务、防范化解重大疫情和突发公共卫生风险、建设健康中国提供有力支撑。同时，我国已经处于科技驱动的历史新阶段，发展科技是我国实现可持续发展的根本途径，国家和社会都意识到了科技发展的重要性。然而，由于我国当前医疗资源仍比较紧张，尤其优质医疗资源，所以需要在加大投入的同时，利用高效能的质量管理实现医疗资源及科技创新成果的有效使用。

面对新形势、新机遇、新挑战，医疗机构更需要在质量管理上把握机遇、审时度势、积极探索、立新求变、大胆实践，同时积极推进以信息化等科技创新为技术支撑的精细化管理，从加强党的全面领导、建设高水平临床学科、开展前沿科技创新、打造高质量人才队伍、实现科学精细化管理及提供一流的医疗服务等领域不断摸索，以适应医院高质量发展的新要求。因此，如何在新形势下梳理并精准把脉需求要素，挖掘并设计高质量品管项目，通过深挖管理精粹，树立典范标杆，为医院高质量发展的顺利推进提供有效助动力，是当前亟须探索的研究新命题。

第一节 高质量品管案例的设计

医疗质量关乎患者的健康权益和就医体验，同时也是对医疗服务工作的反馈，能够促进更好地改善医患关系，服务大健康。人民日益增长的健康需求及其催生的市场变化，持续撼动现有的医疗模式。长期以来，医疗行业一直倾向于高技术型发展，注重对疾病治愈或改善的成效。然而，在医疗高质量发展推进的大背景下，医疗机构必须在更广泛的生态系统中工作，满足群众多层次、多样化医疗需求。高质量品管项目的设计、实施与推广，不仅可以起到示范效应和虹吸作用，而且可以形成医疗质量管理项目创新的“聚沙成塔”效应。基于PDCA，高质量品管案例设计的主要落脚点可着眼于三个方面：强化价值引导，进行前瞻性的思考和布局；聚焦核心步骤，保障项目开展质量；融合多维工具及信息技术，推动项目高效运行。

一、强化价值引导

全民健康一直是世界各国的难题，各国政府在持续探索和实践，价值医疗应运而生。以哈佛大学管理学教授迈克尔·波特为代表的专家，通过反思美国医疗保健体系长期存在的“重富人轻穷人”“重治疗轻预防”“重医药产业轻基本服务”等诸多问题，提出了一个新的研究命题，即通过创建一种新的模式，让医疗保健体系在单位成本内推进，实现更高的健康绩效产出。近年来，世界各国纷纷开始探索和实践价值医疗的不同模式。2016 年，我国政府首次提出“价值医疗”的概念，世界银行、世界卫生组织和中国财政部、国家卫生健康委员会、人力资源和社会保障部的医改联合研究报告中提出，要建设基于价值的优质服务提供体系。而来自中国知网的数据显示，越来越多的中国卫生学者开始关注和重视价值医疗，在近几年（见图 13-1）更加明显。

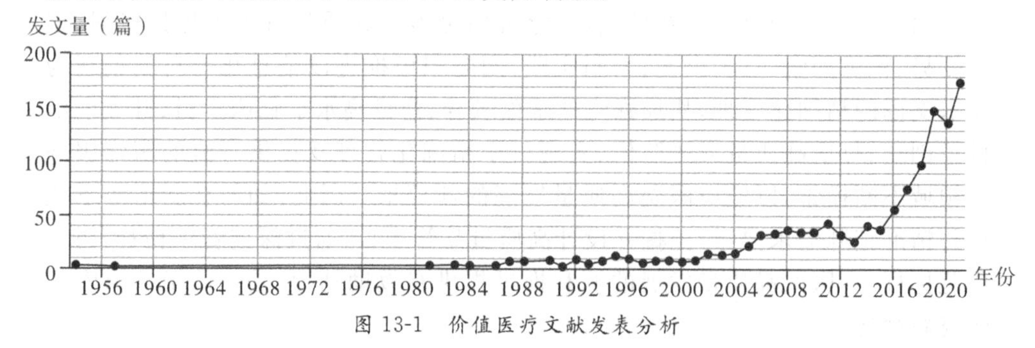

图 13-1　价值医疗文献发表分析

价值医疗不应局限于医疗服务，也不是简单地评比名院、名医，而是要更加重视人民健康的整体性、协调性、可实现性，在服务提供上以全生命周期的优质健康服务为落脚点，更加重视整合型医疗卫生服务及价值产出效能。价值医疗不仅要为群众化解“看病难”“看病贵”等问题提供有效途径，而且要进一步满足群众“晚生病”“不生病”的朴素心愿。因此，在实现以价值为导向的“高性价比”医疗的大背景下，品管项目的设计及成果产出更需要强化价值导向。

目前，对品管项目所开发的产品或成果的价值理解，在大多数情况下（除初期的项目发展阶段）需要从目标对象的视角来定义价值。一般而言，产品/成果是开发者和使用者对话的载体和工具。而开发者就是我们品管项目的设计者和实施者。对于开发者而言，有两种选择方案：第一种选择是以目标对象的视角为起点，主动从用户出发，逆向开发产品；第二种选择是定义产品/成果和价值，并通过匹配来找到合适的目标对象/用户。对于课题研究型等新型品管项目来说，其工作目标往往是面向未来的，具有前瞻性的，目标对象/用户基于现状的认知很难真正进行定义或者定位，盲目设定甚至可能会对开发者造成误导，这需要项目设计者或者产品开发者从目标对象/用户的需求出发定义价值，并基于价值导向设计高品质项目，从而输出高质的产品/成果。因此，医疗机构作为实施价值医疗的主战场，在当前医疗健康产业发展的背景下，高质量品管项目的设计开发可围绕以下几个方面进行。

（一）党建引领医院发展

随着医疗卫生体制改革的深化，医疗机构党建工作的重要性与紧迫性不断突显。2021 年是中国共产党建党一百周年，除献礼百年系列专题活动之外，还可以看到，党建引领学科建设和日常管理已成为医院发展的主旋律，这也为品管项目开展提供了新的研究命题。在该领域，品管项目设计实施可以紧紧围绕将“党建＋”理念与医院业务及管理工作深度融合的工作主线，积极探索基层党建新路子、新经验、新模式。在确保党组织的政治领导地位下，加强和提高医疗服务工作者思想政治建设，依托高品质品管项目的实施将思政元素融入学科建设、人才培养、业务提升等各个领域，切实增强医院党组织凝聚力和战斗力，明确党组织设置形式、地位作用、职责权限，及党务工作的机构、经费保证等内容，同时以党建引领文化建设、学科建设、人才建设等，促进医疗、教学、科研、预防和管理的全面提升，做到党建与业务工作同频共振。

（二）医院高质量发展与精细化管理

质量安全是永恒的主题，也是医院可持续发展的重要基石。随着公立医院进入高质量发展新阶段，基于精细化管理的医疗质量安全日益受到重视。近年在国家相关政策的引领下，越来越多的医疗机构正在建立高标准、高质量的指标管理体系，并在这个过程中将精细化管理覆盖至医疗安全质量管理的全过程，在提高医务人员质量及安全风险意识的同时，夯实自身建设，助力内涵发展，保障医疗安全，为医院高质量发展奠定稳固的基石。

（三）数字化改革与智慧医疗

智慧医疗是医疗未来发展的重要方向。随着云计算、大数据、物联网、人工智能、移动互联网、第五代移动通信(5G)等技术的深度应用,“数字化”在医疗圈的实践过程不断给人们带来惊喜,一网通办“最多跑一次”、基层减负“最多填一次”、医院分支系统5G、区块链技术、采购移动支付等,这些实践不仅提升群众就医满意度,也为医疗保健体系的整体绩效赋能。自2020年新冠肺炎疫情发生以来,互联网医疗在其中发挥了重要的作用。在公立医院高质量发展阶段,越来越多的医疗机构将推动云计算、大数据、物联网、区块链、5G等新一代信息技术与医疗服务深度融合,推进优质医疗在广度和深度上的双向延伸,这些既是医疗品管设计的新命题,也可成为项目设计及实施过程中的技术元素。因此,大力发展远程医疗和互联网诊疗,在建设智慧医疗、智慧服务和智慧管理“三位一体”的智慧医院的背景下,高质量的品管案例设计及实施可通过数字化手段提高医疗服务的效率,使人民群众能够更加便捷、高效地享受优质的医疗服务。

(四)学科建设与人才培养

人才是医院学科建设和发展的基石,如何进行学科的布局和管理,是新形势下对医院提出的新要求。医院学科管理的一项重要内容是以满足重大疾病临床需求为导向,建设临床重点专科,重点发展重症、肿瘤、心脑血管、呼吸、消化、感染、儿科、麻醉、影像、病理、检验等,以专科发展带动诊疗能力和服务水平的提升。同时,建设与高质量发展相匹配的人才队伍,以临床需求为导向,培养能看病、会看病、治得好病的临床医疗服务团队,并培养一批可基于临床问题开展高质量基础/临床研究从而反哺临床的临床科学家,以上均可成为开展高质量品管项目的目标对象,从而为打造一支政治坚定、业务精湛、作风优良、党和人民放心的复合型高水平医疗工作队伍提供有效助推力。

(五)延伸创新与协同发展

新形势下,推动优质医疗资源扩容和均衡布局已经成为诸多大型公立医院的重要思考命题,如国家医学中心和区域医疗中心建设。目前采取的措施主要是一院多区,包括单体医疗机构的多院区运营、医共体的集团化整合等,为医院发展顶层设计领域的高质量品管项目设计提供很多新的工作主题。在一院多区建设方面,既要控制单体机构规模扩展,又要引导优质医疗资源扩容倍增、区域布局协同发展。要创新医疗卫生服务供给模式,完善医疗联合体、医院集团等多种分工协作,全面建立成熟完善的分级诊疗制度,形成基层首诊、双向转诊、上下联动、急慢分治的合理就医秩序。

(六)保障服务与应急响应

在新冠疫情防控常态化下,构建以院感防控为代表的高效能应急保障服务体系的重要性日益突显。做好院感防控的关键是培训和监管,还要进行创新,

采用现代科技手段结合流程优化进行全方位立体式院感防控，这些均可以成为高品质品管案例设计的主题参考。此外，在该过程中，药品、耗材等物料的管理也成为医院日常管理的重要内容，以达到快速反应、及时高效的工作目标。因此，在该类主题的品管项目开展过程中，需更加关注重大风险、重大事件、重要流程的风险评估和内部控制，如推广医院后勤“一站式”服务等，从而强化成本消耗关键环节的流程管理及应急响应的工作效能。

二、聚焦核心步骤

虽然目前医疗机构质量管理项目在不断设计、创新、探索与完善，但无论是问题解决型品管圈、课题研究型品管圈还是质量改善项目，其设计要点仍要紧紧围绕 PDCA 核心理念，并进一步通过十大步骤、工具运用等来拓展。在医院品管项目的推广过程中，很多项目的实施仍然存在 QC-Story 判定不科学、品管手法运用不规范、操作步骤不严谨、成果转化效率低等诸多问题。其中，最关键的包括选题是否具有创新性，模式构建是否立足全局统筹，方策拟定与最适策追究是否经过科学、细致且全面的评估，成果转化是否及时、高效等。因此，高质量品管项目的设计实施主要聚焦在以下四个步骤。

(一)主题选定及 QC-Story 判定

主题选定是否科学、能否突破束缚提出创意、方策评估机制是否科学合理，将直接关系到最终的活动质量。以课题研究型品管项目为例，QC-Story 判定是相对独立的步骤，与主题选定表关系密切，可认定为包含在主题选定阶段中的一个环节。待选主题可通过 5 个维的描述性评价进行判定，使用 5－3－1 评价法(关系程度三段式评价方法，高＝5，中＝3，低＝1)，结合分数高低判定最终结果。QC-Story 判定结果直接关系改善活动类型，对后续改善活动开展、核心步骤实施与品管工具选择有决策性影响。而问题解决型品管圈的主题表达方式有固定模式，即动词(提高、降低、缩短等)＋改善主体(患者、门诊药房等)＋衡量指标(等候时间、静脉血栓发生率等)。课题研究型品管圈的主题表达方式则没有固定模式，常带有几个关键词或关键字段，如构建或建立管理模式，搭建体系，改造或优化流程，系统研发与应用等，大致可以分为 4 个亚类，见表 13-1。

(二)模式构建

模式构建在课题研究型品管圈中不可或缺。模式构建包含在主题选定中，用于解构整个改善项目，阐述课题研究的技术路线。近年来，在以全国医院品管圈大赛、泛长三角医院多维管理工具应用大赛为代表的课题研究型主题获奖项目中，比较常见的模式有 3 种，即金字塔型、同心圆型、核心指向型，主要基于主题需要来选定，且模式构建要求科学、直观，并绘制规范的模式示意图。模式构建能够帮助圈成员更好地理解改善主题，以及在后续改善过程中形成具象式的架构。

表 13-1　课题研究型品管圈主题亚类及举例

亚类	举例*
魅力品质	精准输液
新规业务	用药交代
预防防止	静脉血栓
突破现状	智慧药房

注*：上述主题来源于泛长三角医院多维管理工具应用大赛参选案例

（三）方策拟定与最适策追究

以课题研究型品管圈项目为例，基于攻坚点，往往可以开展一对多的方策拟定，建立攻坚点与小方策的逻辑对应关系，继而围绕多个评价指标或维度，按5—3—1评价法对每个小方策进行评价。评价维度常采用可行性、经济性、急迫性及圈能力，也可以根据主题内容进行调整，如上级政策与重要性、领导重视程度、本期达成性、可行性、挑战性等。评价结束后，将最终评价总分按80/20法则划定分数线，确定纳入的小方策，并根据方策相似性与互斥性整合为不同方策群组。这是课题研究型品管圈的灵魂所在，也是课题研究型品管圈与问题解决型品管圈不同的主要核心步骤之一。在这个过程中，需通过可行性、经济性、急迫性等维度，评价、比较、选择最佳方策，同时基于人员、物资等多种客观因素，以障碍判定、副作用判定及障碍消除来判定探索方策群组的最佳实施顺序，即最佳方策群组实施的工作时间轴。

（四）标准化与成果转化

目前，大部分医院品管项目的开展为目标导向型活动，最重要的是方策实施后确实有效果。因此，在完成“主题选定及课题明确化”“模式构建”“方案与对策拟定”和“最适方策探究”等关键步骤后，就需要对其中的核心要义进行创新性与科学性评估，并在此基础上开展流程、服务等领域的标准化工作，使项目成效以标准化的形式得以巩固，以成果转化的形式得到升华。近年来，标准化和成果转化日益受到关注，且品管项目本身的转化价值不断突显，需求和效率成为品管项目成果转化研究的一对矛盾体。截至目前，品管项目成果转化研究可获得的资源仍十分有限，尚缺乏系统的路径和体系等，顺利实施成果转化还存在一系列的问题，尤其是社会科学属性的相关成果转化。为提高品管项目成果转化的实效和针对性，基于品管项目成果转化当前存在的问题，可考虑进一步构建多元主题的分层次成果转化创新路径，并将自然科学属性与社会科学属性成果转化并重，同时在具体操作过程中，高度重视关键的转化环节和步骤，包括增强成果转化的导向意识，构建品管项目成果共享与转化平台，积极发挥学术团体或中介服务机构的纽带作用，不断提升和完善激励机制，以有效提升高质量品管项目的示范效应和服务效能。

三、多维管理工具的综合应用

在现代医院中，质量是医院管理的生命线和永恒主题，而管理工具的科学、合理应用是保障、控制、提升医疗质量的基础。目前，我国医院对管理工具的应用已初具规模，但工具误用、滥用和不知如何使用等情况依然存在，亟须成熟、系统的理论和实证分析来指导。品管圈如何与追踪方法学（tracer methodology，TM）、根本原因分析（root cause analysis，RCA）等其他医院管理工具合成应用，并在此基础上建立起管理工具应用的长效机制，促进医疗质量持续改进，是有待进一步探讨的课题。在高质量品管项目的设计和实施过程中，我们可以借助实例分析、方法学理论评估及模拟推演来明确各个工具应用的注意事项，规避常见误区，最终通过合理的工具运用实现从“输入导向”向“输出导向”的转变。

以方策拟定和最适策追究为例，在此步骤中可采用的品管工具与手法较多，如PDPC法、统图法、箭头图法、得失表法、矩阵图法等，其特点及应用场景比较见表13-2。也有文献指出，价值工程在课题研究型品管圈方案优选中具有较好的应用价值。

表13-2　部分品管工具与手法比较

名称	特点	应用场景
PDPC法（过程决策程序图法）	通过模拟方策实施过程中可能遇到的障碍（不理想事态或结果），探索事前防范的可能性对策或设置回避节点，可用于防止重大事故的发生	障碍/副作用预测与回避，方策实施顺序探讨等
系统图法	以拓扑结构，将达到目的所需的手段、方法按系统层层展开（即一次展开、二次展开、三次展开等），包括按因素展开和按措施展开，以寻找最恰当的方法和最根本的原因	根因追溯、对策拟定及评价等
箭线图法	将各项工作的各个阶段按轻重缓急与先后次序通过箭头连结起来，达到全局统筹的目的，以最少时间和最佳顺序达到预期目标，主要元素包括工序、事项和路线	方策实施顺序探讨，障碍/副作用预测与回避，计划实施日程设定与优化等

续表

名称	特点	应用场景
矩阵图法	以数学矩阵形式，呈现多因素之间的相互关联，确定关键点，力求多维度全面分析问题，可精准寻找对应元素的交点，而且不会遗漏	明确研制新产品、新流程或实施质量改进的切入点，尤其是复杂环境的多变量分析

此外，新时代下，移动互联网、5G、云计算、大数据、人工智能等数字化技术正在医疗行业广泛使用，如何将应用现代化技术与多维品管工具进行深度融合，也已经成为各医疗机构提高医疗质量所关注的焦点。

第二节　医院高质量发展与基于全生命周期价值品管项目的探索

当前，质量已经成为占领医疗健康市场最有效的武器，也是医疗机构提高竞争力、提高效益、获得高质量发展的关键。各种高质量品管项目开展，无论是新的概念、哲理，还是模式，为了在竞争中持续地保持优势地位，医疗机构必须十分注重创新、评估、改进和优化其过程，涵盖项目/产品整个生命周期过程，涉及市场调研、项目设计、项目运行、成果产出等。从医疗管理的质量目标来言，项目衍生的成果/产品的全生命周期过程贯穿于项目运行的各个环节，承载着产品信息、质量信息、资源产品信息、组织信息、成本信息、时间信息等。

一、医院全生命周期质量品管项目的探索

近年来，我国医疗体系改革一直紧紧地围绕着如何构建“以人为本”“以健康为中心”的整合型医疗卫生服务体系进行创新探索。同时，现代医疗质量管理及其质量管理系统在诸多行业变局前也面临着诸多新问题，主要表现在以下几个方面。

1. 公众健康需求个性化、多样化，导致服务模式发生改变，也必然引起质量需求、质量功能和质量定义的内涵和外延发生相应的变化。品管项目设计相关的采集、描述、分析与处理也将发生新的变化。

2. 医疗机构/集团的组织形式发生变化，如互联网医疗平台、医联医共体等。医疗机构/集团具有分布性、协作广泛性、结构开放性和可重构性。质量管理不再囿于医院内部，而必须面向整个供应链，是动态同盟组织的共同事务。

因此，这种动态组织和医疗服务提供群体的组织形式对质量管理，尤其质量信息管理系统提出新的要求。

3. 质量管理具有动态性、复杂性。先进质量管理，如标准化管理、定量化管理和追求突变管理等质量管理理论与方法都是立足于某一独特的视角而提出的。如何将它们紧密地融合在统一的框架下，实现更为全面的质量管理，将是质量管理面临的新课题。

4. 更加追求质量经济性、服务性和绿色性。质量的经济性不再仅是质量成本的概念，还需要考虑每项质量改进的收益，并要求在质量设计过程就考虑价值工程理论的应用。服务以往更多是“硬”服务，是硬件产品的延伸。当前的服务向“软”服务转化，如提供质量知识、增强质量意识、温馨质量追踪、超出顾客预期的服务等。

二、品管项目全生命周期的评估实施

当前以产品生命周期过程为主线进行的经营管理已逐渐从现代企业经营管理向医疗健康产业延伸，围绕产品生命周期的过程建模和过程管理的技术研究正成为当今的热点。

以产品价值定义矩阵为例，如图 13-2 所示，每个产品生命周期均包括导入期、成长期、成熟期、衰退期，这主要是由目标对象的消费方式、消费水平、消费结构和消费心理的变化所决定的。在这个过程中，面向集体/机构用户和个人用户因为思考模式、评判标准等因素的不同，在产品价值导向上分别会有重理性和重感性的差异。即使是同一主体，在技术生命周期的不同阶段，也会呈现不同的评价视角：在技术新兴期，主要基于开发者对场景、功能等的理解定义产品，并推向市场进行验证；而进入技术成熟期，更加注重产品可否为用户创造价值。同时，近年来兴起的全面质量管理作为全员的管理、全过程的管理、全面质量的综合性管理，与品管项目全生命周期的评估设计具有很高的契合度，通过对产品生命周期过程各种因素的评估分析，可以模拟各环节对产品输出或服务质量产生的不同程度的影响。因此，以过程为核心和切入点，面向产品生命周期过程结合全面质量管理过程的过程建模研究符合现代质量管理的要求。

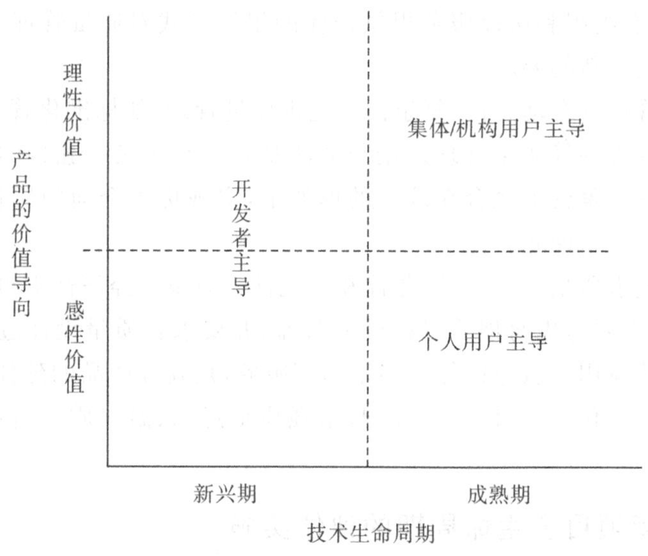

图 13-2 产品价值定义矩阵

在质量管理评价体系中，ISO9001 标准和项目管理成熟度评价（International Quality Maturity Model，IQMM）是目前应用较为广泛的测评方法。ISO9001 关注的重点是质量保证能力的必要性要求，而 IQMM 关注的重点是质量体系应该达到的实际效果的充分性要求。相较于前者，IQMM 不仅关注产品/项目实施的顾客满意度，而且关注主导者（就医疗机构而言，可以是卫生行政部门/医疗保障部门等）的满意度，具有更加全面的价值体现和生命力。IQMM 由基于世界级质量管理的 15 个业务（ 功能）要素组成，每个业务要素再分解为 10 个下层子要素，这些下层子要素参考了 ISO9001 标准、QS9000 标准、戴明质量模型、美国波多里奇国家质量奖、欧洲质量奖、印度商务部设立的国家质量奖等的质量管理模型要素，来评价企业的项目管理能力。该方法还可以帮助企业改善和提高项目管理水平，这已经得到了国外业界和学界较为普遍的认可并广泛使用，但该模型的本土化使用仍需要较多的工作。就品管项目而言，项目管理成熟度模型在医疗质量管理领域的研究成果较少，这对于将该理论引入医疗质量管理项目中有一定的阻碍。因此，我们必须充分考虑我国的国情以及医疗质量管理所具有的种种特性，有针对性地构建医疗质量管理项目管理成熟度模型，以提高其医疗品管项目管理能力。

质量是人类生产生活的重要保障。在人类社会发展历程中，每一次质量领域变革创新都促进了生产技术进步、提高了人民生活品质。近年来，我国一直致力于质量提升行动，提高质量标准，加强全面质量管理，推动质量变革、效率变革、动力变革，推动高质量发展。而在健康中国的实施框架下，围绕生命健康全周期、药品全周期等命题，国家出台了一系列文件，并对各方资料进行加速“整合”，如《“健康中国 2030”规划纲要》《国务院关于实施健康中国行动的意见》《关于加强三级公立医院绩效考核工作的意见》《关于推动公立医院高质量发展的意见》《关于推进紧密型县域医疗卫生共同体建设的通知》《区域医疗中心建设试点工作方案》及新修订的《药品注册管理办法》《药品生产监督管理办法》，通过这些文件，不难看出我国在鼓励区域内各种医疗机构从相互竞争走向合作共生。在这个过程中，医疗生态发生了改变，以健康为中心的服务理念更好地得到践行，更加需要我们基于价值导向，挖掘新命题，通过高质量医疗品管项目的开展，辅以项目全生命周期的评估和实施，形成试点示范、宣传教育、复制推广的多维医疗质量管理共建共享平台，建立长效机制，为“健康中国”战略落地形成源源不断的专家库、工具包、案例集，筑造医疗高质量管理发展新格局。

附录一 防患未然型QC活动案例

防患未然型QC成果是指QC小组针对系统、设计、过程、服务等潜在的风险，为减少可预见的人、财、物损失，开展改进或创新活动所取得的成果。

一、活动程序

防患未然型QC活动课题按图附录1-1所示的程序开展活动。

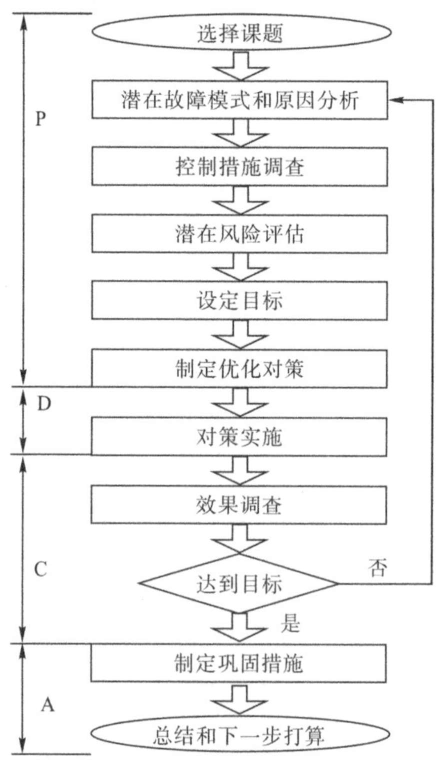

图附录1-1 防患未然型QC活动程序图

二、选择课题

(一)课题来源

QC 小组针对系统、设计、过程、服务等中潜在的风险,选择课题。

(二)选题要求

QC 小组选题应满足以下要求。

1. 针对系统或设计的功能、过程或服务的流程,运用综合评估等方法选定课题。

2. 课题名称应直接描述风险控制对象。

三、潜在故障模式和原因分析

QC 小组针对选定的功能或流程进行分析。

1. 分析功能或流程潜在的故障模式和影响,并进行严重度(S)评估。

2. 分析功能或流程潜在的故障产生的原因。

3. 原因之间的逻辑关系清晰、紧密。

4. 可从人、机、料、法、环、测、信息等方面考虑,以充分展示产生潜在故障的原因,避免遗漏。

5. 将每条原因逐层分析到末端,并进行发生频度(O)评估。

四、控制措施调查

QC 小组针对功能或流程潜在故障产生原因的现有控制措施进行调查和评估。

1. 逐条调查潜在故障原因现有的防范措施。

2. 对现有的防范措施进行可检测度(D)评估。

五、潜在风险评估

QC 小组运用 RPN 进行评估,并确定控制项。

1. 计算 RPN=S×O×D。

2. 将 RPN 高的确定为风险控制项。

六、设定目标

目标设定应满足以下要求。

1. 目标与课题保持一致,针对降低 RPN。

2. 目标可测量、可检查。

七、制定优化对策

QC小组制定对策应满足以下要求。

1. 针对重点控制项原因逐条制定优化对策。

2. 必要时，提出多种对策，并用客观的方法进行对策的评价和选择。

3. 按5W1H制定对策表，做到对策明确、对策目标可测量、措施具体。

八、对策实施

QC小组实施对策应满足以下要求。

1. 按照制定的对策表逐条实施。

2. 在每条对策实施完成后，应检查相应对策目标的完成情况，未达到对策目标时应调整、修正措施。

3. 必要时，验证对策实施结果在安全、质量、管理、成本、环保等方面的负面影响。

九、效果检查

1. 在所有对策实施完成后，小组应进行效果检查。

2. 计算改进后的RPN，检查课题目标的完成情况。

3. 必要时，确认成果效益。

十、制定巩固措施

制定巩固措施，QC小组应做到如下几点。

1. 将对策表中通过实施证明有效的对策和措施纳入相关标准或制定相关标准，如工艺标准、作业指导书、安全规程、管理制度等，并报相应主管部门批准。

2. 对巩固措施实施情况和巩固效果进行跟踪。

十一、总结和下一步打算

QC小组应对活动全过程进行回顾和总结，有针对性地提出今后打算。包括以下两个方面。

1. 针对专业技术、管理方法、风险控制和小组成员综合素质等方面进行全面总结。

2. 提出下一次活动课题。

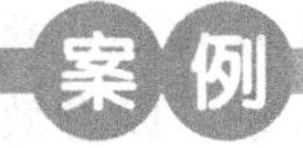

降低住院新生儿奶液窒息风险

一、选择课题

（一）概况

1. 活动背景

新生儿时期比较常见的症状之一是呕吐。新生儿消化系统有其解剖和生理特点，新生儿胃容量小，食管比较松弛，胃呈水平位，幽门括约肌发育较好，但贲门括约肌发育较差，还不能很好地收缩，喝进去的奶液易发生反流。新生儿肠蠕动的神经调节功能及分泌胃酸和蛋白酶的功能差，使新生儿易发生消化不良引起胀气而引发呕吐。从人体的气管结构可知，人体的食管开口与气管开口在咽喉部的位置是相通的，这样会导致在新生儿发生呛奶时奶液极其容易流到气管（见图附录1-2），引起误吸，导致吸入性肺炎甚或窒息。

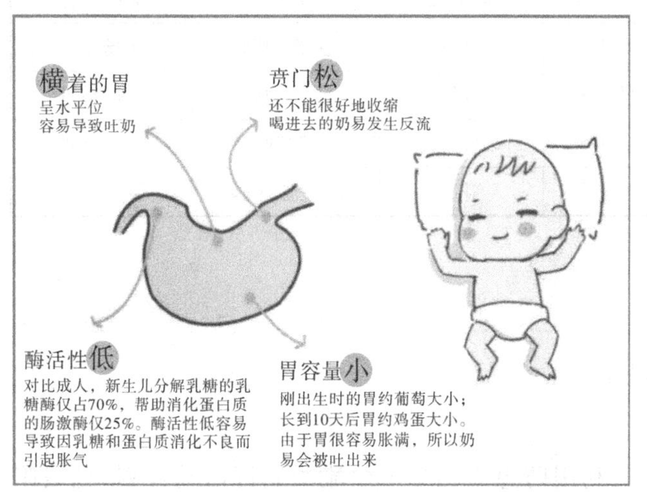

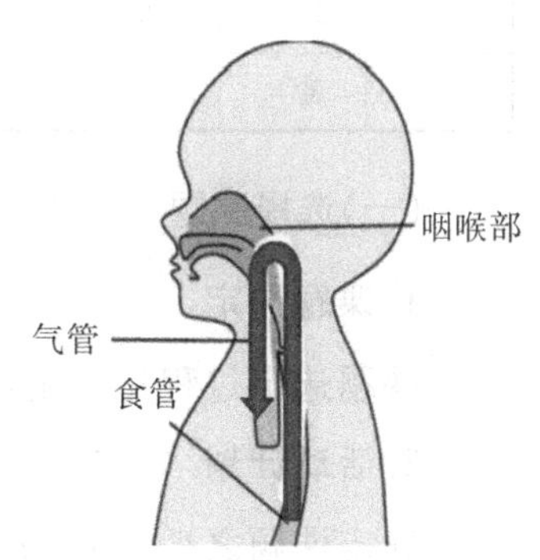

图附录 1-2　新生儿上消化道解剖特点

一旦发生窒息，抢救需争分夺秒，尽量做到在 4～6 分钟内完成抢救，否则可能导致不可逆的脑损伤或死亡。重度窒息伴有严重脑损伤的新生儿后期还可能出现脑瘫，给家庭带来经济及精神的双重负担。新生儿奶液窒息的危害触目惊心，新生儿因呛奶窒息导致死亡的事件曾频频有报道。2017 年曾有报道，一名出生仅3天的男婴在新生儿病区因呛奶而导致窒息死亡。死亡报告分析原因显示：考虑奶汁回流误吸引起吸入性肺炎，意外窒息，抢救无效死亡。新生儿的健康成长对一个家庭的重要性不言而喻，此类悲剧的发生，原可以有效防范。作为新生儿健康的守护者，我们有责任保障新生儿喂养安全。为了避免此类事件的发生，我们开展了此次QC活动。

2.小组概况

小组概况见表附录1-1。

表附录1-1 小组成员概况

（制表人：张×；时间：2020年1月）

小组名称		某医院喜洋洋QC小组			小组类型	防患未然型
课题名称		降低住院新生儿奶液窒息风险			小组人数	8人
活动时间		2020年1—6月			活动次数	1次
序号	姓名	性别	文化程度	组内职务	职称	职责
1	李×	女	大学本科	外部辅导员	主任护师	主题辅导
2	毕×	女	大学本科	内部辅导员	副主任护师	指导工作
3	黄×	女	大学本科	组长	主管护师	负责全面工作
4	夏×	女	大学本科	副组长	主管护师	辅助工作
5	陈×	女	大学本科	组员	主管护师	现场调查
6	王×	女	大学本科	组员	主管护师	数据整理
7	郭×	女	大学本科	组员	护师	数据整理
8	黄×	女	大学本科	组员	副主任医师	循证工作

（一）选择课题

1.课题选定

课题选定过程见图附录1-3。

2.活动计划

确定课题之后，小组成员利用防患未然型QC流程制订活动计划（见表附录1-2），严格按照活动计划开展QC活动。

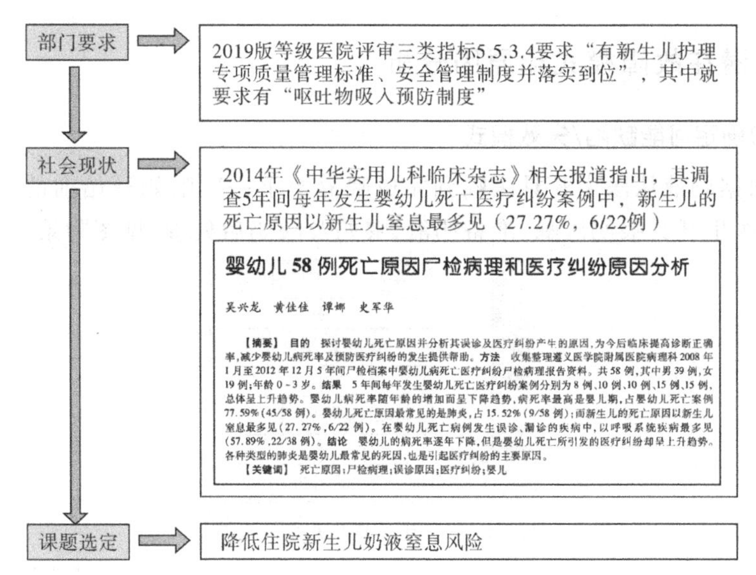

图附录 1-3　选题理由分析

（制图人：张×；时间：2020 年 1 月）

表附录 1-2　活动计划表

（制表人：张×；时间：2020 年 1 月）

方法	步骤	2020 年 1 月	2020 年 2 月	2020 年 3 月	2020 年 4 月	2020 年 5 月	2020 年 6 月
PDCA	选择课题						
	潜在故障模式和原因分析						
	控制措施调查						
	潜在风险评估						
	设定目标						
	确定优化对策						
	对策实施						
	效果检查						
	制定巩固措施						
	总结和下一步打算						

注：表示计划线；表示实施线。

二、潜在故障模式和原因分析

(一)确定可能缺陷/失效模式

1. 根据奶液从医生开具医嘱到完成喂养至下一次喂奶开始前的一系列过程,包括医生开具喂奶医嘱、准备奶液、喂奶及喂奶后处理(见图附录 1-4)。

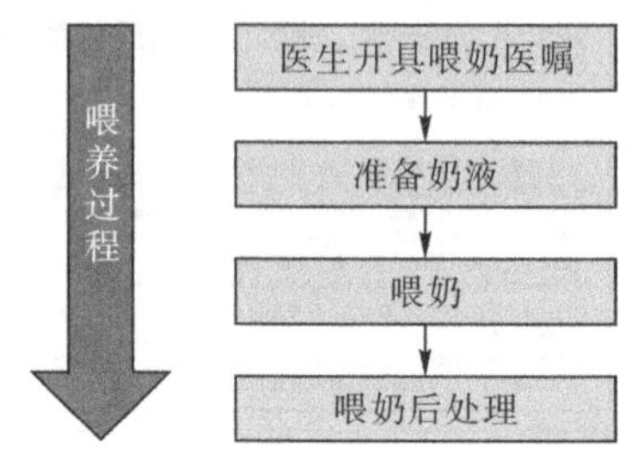

图附录 1-4　住院新生儿喂养过程

(制图人:黄×;时间:2020 年 1 月)

2. 结合流程,运用头脑风暴方法寻找喂奶过程中可能发生的失效模式,包括医生开具喂奶医嘱、准备奶液、喂奶、喂奶后处理等过程。

3. 将潜在的失效模式汇总成评分表,全体组员按 5 分、3 分、1 分进行评分,找出最关键的潜在失效模式(见表附录 1-3)。

表附录 1-3　潜在失效模式的危险度评分

(制表人:黄×;时间:2020 年 1 月)

潜在失效模式	危险度评分
医生开具喂奶医嘱	2.0
准备奶液	2.25
喂奶	3.75
喂奶后处理	4.25

注:对于新生儿奶液窒息潜在失效模式的危险度,组员按 5 分、3 分、1 分进行评分。5 分:高度危险;3 分:中度危险;1 分:轻度危险。

4. 评分得出,喂奶和喂奶后处理是新生儿奶液窒息的关键潜在失效模式。

5. 全体组员开展头脑风暴,对喂奶和喂奶后处理进行风险因素分析,绘制成关联图(见图附录 1-5),找出末端原因。

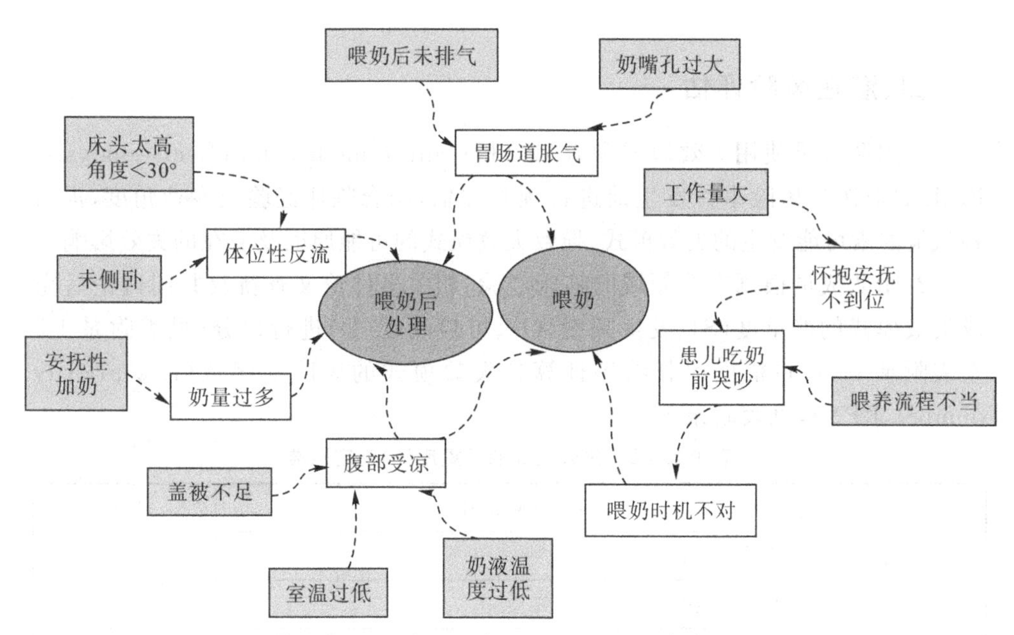

图附录 1-5　喂奶及喂奶后处理风险因素关联图

（制图人：黄×；时间：2020 年 1 月）

三、控制措施调查

针对末端原因，组员根据工作实际及从专业角度，列出现行控制措施，整合成表（见表附录 1-4）。

表附录 1-4　喂奶和喂奶后处理不当风险因素现行控制措施

（制表人：夏×；时间：2020 年 1 月）

风险因素	现行控制措施
工作量大	护理弹性排班
安抚性加奶	对早产儿，禁止安抚性加奶
喂奶后未排气	对嗳气新生儿、有呕吐史新生儿，予以拍嗝护理
奶嘴孔过大	对早产儿，选用奶嘴孔小的奶嘴
奶液温度过低	使用温水浴温奶
室温过低	每班检查环境温度控制在 24～26℃
盖被不足	每 4 小时监测新生儿体温
未侧卧	对有呕吐史新生儿，喂奶后予以侧卧位
床头抬高<30°	无
流程不当	无动态修订措施

四、潜在风险评估

1. 团队成员使用失效模式和效果分析(failure modes and effects analysis, FMEA)对医疗风险事件发生前进行预测评估,结合临床经验及专业角度,提出各风险因素可能发生的失效模式、导致失效模式的可能原因及潜在的失效影响。

2. 团队成员根据专业领域的临床经验、相关事件论文查新及共同讨论后完成失效模式的严重度(S)、发生频度(O)、可检测度(D)进行评分(见表附录1-5至表附录1-7),并根据评分结果计算各失效模式的风险顺序数(risk priority number, RPN),见表附录1-8。

表附录1-5 失效模式的严重度(S)判定标准

后果	判定准则	级别
没有影响	几乎没影响	1
轻微影响	失效可能引起新生儿嗳气	2
较小影响	失效可能引起新生儿不适、哭吵	3
	失效可能引起腹胀、恶心	4
	失效可能引起呕吐,但不影响新生儿体重增长	5
中度影响	失效可能引起频繁呕吐,新生儿体重增长不理想	6
	失效可能引起频繁呕吐,新生儿体重无增长	7
重度影响	失效可能引起奶液误吸,新生儿经吸痰处理后好转	8
	失效可能引起奶液误吸致吸入性肺炎,新生儿病情加重	9
极大影响	失效可能引起新生儿奶液窒息,有致命危险	10

表附录1-6 失效模式的发生频度(O)判定标准

发生频度(O)	描述	级别
实际不存在	未发生	1
罕见事件	每100例发生1例(1%)	2
	每100例发生5例(5%)	3
偶然事件	每100例发生10例(10%)	4
	每100例发生20例(20%)	5
	每100例发生30例(30%)	6

续表

发生频度(O)	描述	级别
经常事件	每 100 例发生 40 例(40%)	7
	每 100 例发生 50 例(50%)	8
频繁事件	每 100 例发生 60 例(60%)	9
	每 100 例发生 80 例(80%)	10

表附录 1-7　失效模式的可检测度(D)判定标准

可检测度(D)	描述	级别
总能发现	可检测不可行,有预防措施	1
大多能非常容易地被发现	医护人员护理时可检测	2
容易被发现	科室专管医护人员可检测	3
较难被发现	科室高职医护人员可检测	4
	医院专职或专管员可检测	5
	平时不可检测,发生呕吐后由科内医护人员追溯检测	6
非常难以被发现	平时不可检测,发生窒息后由科室高职医护人员可检测	7
	平时不可检测,发生窒息后由院外上级专业人员追溯检测	8
难以被发现	失效模式不容易被检测到	9
	没有检测的可能	10

表附录 1-8　活动前失效模式 RPN 分析结果

（制表人：黄×；时间：2020 年 2 月）

风险因素	过程功能要求	潜在失效模式	潜在失效影响	严重度	潜在原因	现行过程				RPN
						控制预防	发生频度	控制检测	可检测度	
工作量大	危重新生儿护患比 1：1.15；普通新生儿护患比 1：0.6；责患比 1：6	怀抱安抚不到位	喂奶时呛咳，吸入大量空气致呕吐	5	人员分配不足	弹性排班	2	新生儿＞18 人时，护理人员不足	2	20
安抚性加奶	医嘱奶量合理，新生儿吃奶后安静入睡，对哭吵新生儿适量加奶，不呕吐，新生儿体重增长合理	奶量过多	①奶量过多，不耐受致呕吐；②呛奶窒息	10	①医护人员对新生儿喂养量估计不足	开奶医嘱前计算液体量	2	护士双人核对奶量医嘱的合理性、规范性	2	40
					②医嘱核查错误	护士床边综合能力培训	2	高级护理人员抽查奶量医嘱合理性、规范性	4	80
					③护理评估不足，新生儿哭吵，加奶安抚	护士床边综合能力培训，早产儿禁止加奶	9	护士床边综合能力考核及科室规定	4	360
喂奶后未排气	新生儿喂奶后排出空气，新生儿无嗳气	新生儿胃肠道积气	新生儿嗳气、呕吐	4	喂奶后未拍背排出体内多余空气	对嗳气新生儿、有呕吐史新生儿，予以拍嗝护理	7	护理人员巡查评估	2	56
奶嘴孔过大	选用新生儿奶嘴，流速 2 滴/秒	孔径过大	出奶流速快，来不及吞咽致呛奶	8	奶嘴重复灭菌使用，奶嘴老化，流速＞2 滴/秒	早产儿选用奶嘴孔小的奶嘴	3	护理人员喂奶前测试滴度	2	48

续表

风险因素	过程功能要求	潜在失效模式	潜在失效影响	严重度	潜在原因	现行过程				RPN
						控制预防	发生频度	控制检测	可检测度	
奶液温度过低	奶液温度维持在37～40℃	奶液温度低于37℃	胃肠道反应，如恶心、呕吐、腹痛、腹胀、反流、腹泻等致体重不增	7	配奶至喂人时间间隔>1小时	无	6	护理人员喂奶前，用肤温测试奶液温度	4	168
室温过低	室温维持在24～26℃	室温低于24℃	新生儿受凉，胃肠道反应，如恶心、呕吐、腹痛、腹胀、反流、腹泻等致体重不增	7	环境温度监测失效	每班检查环境温度并控制在24～26℃	1	护理人员每班检查空调温度与室内环境温度计温度是否相符	2	14
盖被不足	新生儿体温维持在36.3～37.3℃	新生儿体温低或体温过高	新生儿受凉，胃肠道反应，如恶心、呕吐、腹痛、腹胀、反流、腹泻等致体重不增	7	新生儿踢被后未及时加盖	按护理级别巡视病房	2	每4小时测量体温	2	28
					护理操作后未及时盖上		2			28
未侧卧	新生儿喂奶后予以右侧卧位	新生儿喂奶后平卧	新生儿吐奶后误吸致奶液窒息	10	科室无新生儿喂奶后体位摆放相关规定	对有呕吐史新生儿予以右侧卧位	9	护理人员巡查评估	2	180
床头抬高<30°	新生儿喂奶后予以抬高床头30°	床头抬高，角度不正确	新生儿呕吐	5	科内未精确测量床头抬高角度	无	10	高职护理人员巡查评估	4	200
流程因素	新生儿喂养、护理流程制定合理，效果评价好	喂养流程制定不当	喂奶时呛咳概率增加	5	喂奶前更换尿布致新生儿哭吵剧烈	无	9	高职护理人员梳理流程	4	180

五、设定目标

根据失效模式评估表评分，风险系数大于 100 分的有 5 项，总分为 1088 分。经全体组员共同讨论，决定将风险系数大于 100 分的项目列为优先评估是否采取行动的失效模式，目标值为 5 项总分下降至 500 分以下(见图附录1-6)。

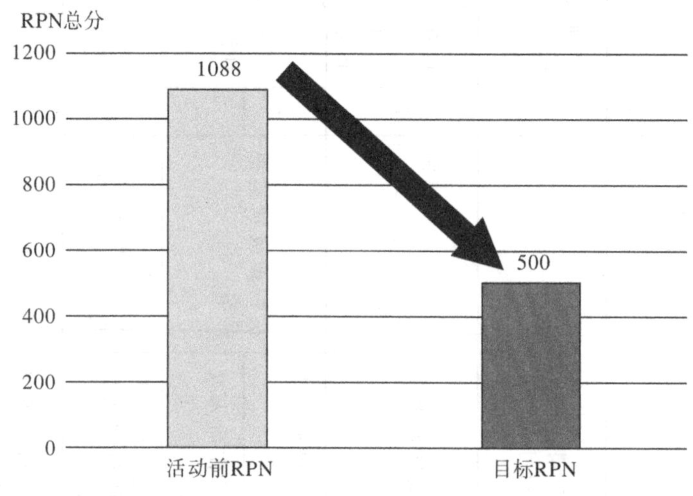

图附录 1-6　新生儿奶液窒息失效模式 RPN 目标值

(制图人:黄×;制图时间:2020 年 2 月)

六、确定优化对策

(一)提出建议改善措施

1. 安抚性加奶

在安抚性加奶的失效模式中，RPN>100 分的项目共有 1 项，根据决策分析，评估结果为采取行动，并由全体组员讨论后提出 4 项改善措施，分别为:对护理员进行新生儿喂养知识培训，1 次/季度;对护士进行床边综合能力培训，1 次/季度;责任班护士喂奶后 1 小时内加强巡视，护士长督查;评估新生儿觅食反射、腹胀情况，必要时测量腹围，判断能否加奶。

2. 床头抬高<30°

在床头抬高<30°的失效模式中，RPN>100 分的项目共有 1 项，根据决策分析，评估结果为采取行动，并由全体组员讨论后提出 2 项改善措施，分别为:制作海绵垫，抬高头位 30°;建立查检表，每次交接班时测量新生儿头位抬高的角度。

3.未侧卧

在未侧卧的失效模式中，RPN>100 分的项目共有 1 项，根据决策分析，评估结果为采取行动，并由全体组员讨论后提出 2 项改善措施，分别为：喂奶后 1 小时内常规予以右侧卧位；建立查检表，喂奶后 1 小时内责任班护士巡视新生儿卧位情况。

4.流程因素

在喂养流程因素的失效模式中，RPN>100 分的项目共有 1 项，根据决策分析，评估结果为采取行动，并由全体组员讨论后提出 1 项改善措施，即修订喂养制度。

5.奶液温度过低

在奶液温度过低的失效模式中，RPN>100 分的项目共有 1 项，根据决策分析，评估结果为采取行动，并由全体组员讨论后提出 1 项改善措施，即：建立查检表，每班检查温奶器设置温度、显示温度及温奶水温。

相应的对策分析见表附录 1-9。

表附录 1-9　对策分析表

（制表人：黄×；时间：2020 年 2 月）

序号	主要原因	对策	有效性	可实施性	经济性	选择性
1	奶量过多	①制定喂养规范，对护理员进行新生儿喂养知识培训，1 次/季度	护理员更好地了解新生儿需求，可减少新生儿呕吐误吸隐患	可行。科室每季度有新生儿护理及院感防控培训，增加喂养知识培训，不增加工作量	较少产生费用	√
		②对护士进行喂养知识的床边综合能力培训，1 次/季度	护士更好地掌握新生儿需求，同时可加强对护理员工作的监督指导，减少新生儿呕吐窒息隐患	可行。科室每年有分层级护士培训计划，增加喂养知识培训，不增加工作量	较少产生费用	√
		③责任班护士喂奶后 1 小时内加强巡视，护士长督查	在新生儿喂奶后呕吐高发时段加强巡视，可及时发现新生儿不适反应	可行。根据护理级别每小时巡视病房，调整巡视时间，不增加工作量	不产生费用	√
		④评估哭吵新生儿觅食反射，判断能否加奶	护士更好地评估新生儿奶量需求，减少因不必要加奶所致的呕吐、误吸	可行。护士安抚哭吵新生儿时评估新生儿奶量需求，不增加工作量	不产生费用	√

续表

序号	主要原因	对策	有效性	可实施性	经济性	选择性
2	床头抬高角度不正确	①制作海绵垫，抬高床头30°	床头抬高30°，可减少因新生儿生理解剖造成的反流	可行。科内原有海绵材料，可用于制作海绵垫	较少产生费用	√
		②建立查检表，每次交接班时测量新生儿头位抬高角度	每班测量床头抬高角度，可对新生儿体位实施有效监督	可行。交接班时需进行床边交接，床边交接时增加床头角度检查，不增加工作量	不产生费用	√
3	新生儿喂奶后平卧	喂奶后1小时内常规予以右侧卧位	在喂奶后吐奶高发时段予以右侧卧位可减少新生儿因体位原因造成的反流误吸	可行。护士与护理员喂奶后直接安置体位，不增加工作量	不产生费用	√
4	奶液温度低于37℃	控制奶液温度：购置温奶器，建立查检表，每班查检温奶器性能及温奶效果	可对奶液温度进行科学控制，避免新生儿胃肠道不适	可行。护士配奶后完成温奶器性能检测及水温检测，几乎不增加工作量	较少产生费用	√
5	流程不当	喂奶后1小时更换尿不湿	可优化流程中的不足，降低新生儿因更换尿不湿后哭吵剧烈致呛奶的概率	可行。小组成员高年资护士8名，具有丰富的新生儿护理临床经验，具备相关能力	不产生费用	√

(二)根据5W1H制定对策表

对策实施方案见表附录1-10。

表附录1-10　对策实施方案表

（制表人：黄×；时间：2020年2月）

序号	主要原因	对策	目标	措施	负责人	完成时间	地点
1	护理评估不足，新生儿哭吵加奶安抚	制定喂养规范，开展教育培训	3月1—7日，制定新生儿喂养规范； 3月8—15日，完成护理人员的教育培训，学时2课时	①制定喂养规范； ②责班护士喂奶后1小时内加强巡视，护士长督查； ③对护理人员进行新生儿喂养知识培训，1次/季度； ④护士床边综合能力培训，1次/季度	毕×× 黄× 陈× 黄×	2020年3月1—15日	新生儿病区

续表

序号	主要原因	对策	目标	措施	负责人	完成时间	地点
2	科内未精确测量床头抬高角度，科室内无喂奶后体位摆放相关规定	正确安置新生儿体位	3月16—25日，制作直角海绵垫，斜坡角度30°，于3月25日投入使用；3月25—31日喂奶后1小时体位安置正确率＞90％	①制作直角海绵垫，斜坡角度30°，交由厂家协助制作，于3月25日投入使用；②根据新生儿一般护理常规要求，新生儿需每2小时更换体位，喂奶后1小时常规予以抬高头位30°并取右侧卧位；③建立“新生儿病区喂奶后体位监测查检表”，每班交接班时测量床头抬高角度，喂奶后1小时巡视检查新生儿体位情况并登记，不正确则现场指导并予以纠正	毕× 黄× 夏×	2020年3月16—31日	新生儿病区
3	喂奶前更换尿不湿致新生儿哭吵剧烈	根据工作经验及对策一、二行动有效策略，讨论修改流程；至现场进行新旧流程对比试验；修订流程	4月1—12日，修订喂奶流程、喂奶后处理流程；4月13—30日，完成新旧流程对比试验；4月30日，修订喂奶流程、喂奶后处理流程	①开会讨论流程修订事宜，初步修订喂养流程；②将住院新生儿随机分为对照组、试验组，分别执行新旧流程，就新生儿呕吐、喝奶、窒息情况进行对比；③就上述对比结果，修订喂养流程	黄× 郭×	2020年4月1—30日	新生儿病区
4	配奶至喂入时间间隔＞1小时，奶液温度凉至37℃以下	控制奶液温度	4月19日前购置温奶器；4月20—23日，完成温奶器性能测试；4月24—30日，建立查检表，检查温奶器性能及奶液温度	①参考《住院新生儿母乳喂养循证指南》解读，病区内母乳的加热方法：使用温奶器，或在温水（≥37℃，＜40℃）中加热，经全体组员讨论，购置温奶器代替现有温奶措施；②购入温奶器后，测试温奶器性能，测试合格后投入使用；③建立查检表，每班交接班时检查温奶器性能及水温	郭×	2020年4月13—30日	新生儿病区

七、对策实施

实施一：制定喂养规范，开展教育培训

1. 团队成员于2020年3月1—7日，参考《实用新生儿护理学》[①]制定喂养规范：对于哭吵的新生儿，检查有无排便等不适；通过对新生儿嘴唇、下巴、脸颊

① 张玉侠主编，人民卫生出版社，2019。

进行轻柔的按压及刺激，来了解新生儿是否需要加奶；评估腹胀情况，必要时测量腹围，当腹围增加 2cm 及有轻度腹胀时，禁止加奶；侵入性操作集中进行；增加怀抱安抚；责任班护士喂奶后 1 小时内加强巡视，护士长督查。

2. 2020 年 3 月 8—15 日，对护理人员进行床边综合能力培训；对护理人员进行新生儿喂养知识培训。

对策一实施后，检查对策一实施内容：

(1)相关培训内容制定及培训在 2020 年 3 月 15 前完成。

(2)对护理人员培训课时达 2 课时，相关操作考核合格。

(3)2020 年 3 月 1—31 日，奶液窒息发生率为 0。

实施二：正确安置新生儿体位

1. 参照指南及护理常规要求，在新生儿吃奶后，应予以 30°斜坡卧位，防止奶液反流。2020 年 3 月 16—25 日，小组成员制作直角海绵垫，斜坡角度 30°，交由厂家协助制作，于 3 月 25 日投入使用。就院感风险问题，咨询医院感染科。根据院感要求，定制海绵垫皮套及全棉布套，海绵垫投入使用后一人一用一消毒。

2. 3 月 25—31 日，根据新生儿一般护理常规要求，新生儿需每 2 小时更换体位，故规定喂奶后 1 小时常规予以抬高头位 30°并取右侧卧位，预防奶液反流、误吸。

3. 制作“新生儿病区喂奶后体位监测查检表”。每班交接班时测量床头抬高角度，喂奶后 1 小时巡视检查新生儿体位情况并登记(见表附录 1-11)，不正确时现场指导并予以纠正(医嘱予以制动的新生儿不在体位安置与查检范围内)。

表附录 1-11　喂奶后体位监测查检表(部分)

(制表人：黄×；制表时间：2020 年 4 月)

日期	班次	新生儿总数	床头抬高≥30°的人数	床头未抬高原因及采取措施	卧位人数统计			未右侧卧位的原因及采取措施	签名
					平卧	左侧卧位	右侧卧位		
3 月 25 日	日	17	15	11、22 床双面光疗	0	0	17		沃×
	前	17	17		0	1	16	19 床摆错体位，及时更正	郭×
	后	17	17		0	0	17		蔡×
3 月 26 日	日	18	15	10、20、22 床双面光疗	0	0	18		胡×
	前	18	18		1	0	17	15 床新生儿好动，及时摆右侧卧位	郭×
	后	18	18		0	0	18		蔡×

续表

日期	班次	新生儿总数	床头抬高≥30°的人数	床头未抬高原因及采取措施	卧位人数统计			未右侧卧位的原因及采取措施	签名
					平卧	左侧卧位	右侧卧位		
3 月 27 日	日	15	14	10 床双面光疗	0	0	16		夏×
	前	16	16		0	0	16		蔡×
	后	16	16		0	0	16		胡×
3 月 28 日	日	16	16		2	0	14	6、9 床新生儿好动，及时摆右侧卧位	周×
	前	16	15	1 床置暖箱，角度未测量，及时测量角度	0	0	16		沃×
	后	16	16		0	0	16		夏×
3 月 29 日	日	18	18		0	0	18		郑×
	前	18	18		0	0	18		胡×
	后	18	18		0	0	18		周×
3 月 30 日	日	18	17	2 床双面光疗	0	0	18		郑×
	前	18	17	2 床双面光疗	1	0	17	9 床新生儿好动，及时摆右侧卧位	夏×
	后	18	18		0	0	18		陈×
3 月 31 日	日	17	17		0	0	17		朱×
	前	17	16	2、11 床双光疗	0	0	17		周×
	后	17	16	11 床双光疗	0	1	16		方×

对策二实施后，检查对策二实施效果：

(1)海绵垫投入使用后，新生儿常规抬高床头 30°，查检正确率为 96.72%。

(2)3 月 25—31 日，喂奶后 1 小时内体位安置查检正确率为 95.27%。

(3)3 月 25—31 日，入院 18 个新生儿奶液窒息发生率为 0。

实施三：修改喂奶流程、喂奶后处理流程

1.2020 年 4 月 1—11 日，小组成员根据工作经验及对策一、二行动有效策略，开会讨论流程修订事宜，初步修订喂奶流程、喂奶后处理流程。后夜喂奶程序失控时段，根据修订流程严格执行并监督。

2.4 月 12—30 日，将住院新生儿随机分为对照组、试验组（有器质性疾病新生儿除外），责任班护士协助，分别执行新旧流程，就新生儿呕吐、吃奶、窒息情况进行对比。

3.4 月 30 日，就上述对比结果，修订喂奶流程、喂奶后处理流程（见图附录 1-7和图附录 1-8）。

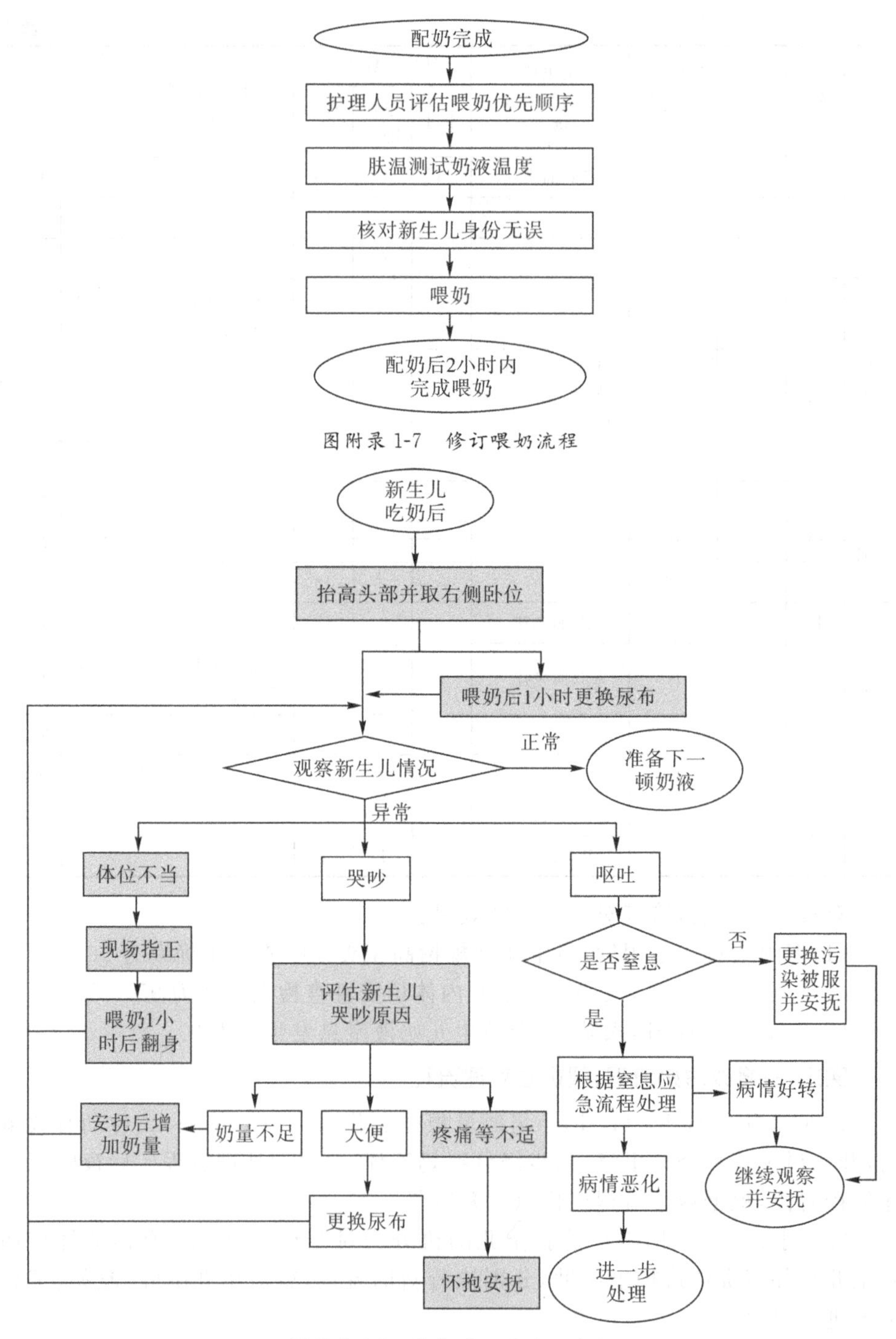

图附录 1-7　修订喂奶流程

图附录 1-8　修订喂奶后处理流程

表附录 1-12 新、旧流程实施效果对比查检表

床号	姓名	试验组		床号	姓名	对照组		查检人
		按新修订喂养流程喂养				按旧喂养流程喂养		
		呛奶、呕吐				呛奶、呕吐		
		有	无			有	无	
1	邬×		√	18	陈×	√		夏×
16	扈××	√		15	王×		√	夏×
17	程×		√	12	沈×	√		陈×
10	方×		√	5	叶×		√	胡×
19	周×		√	2	李×		√	胡×
20	王×		√	6	刘×		√	胡×
7	王×	√		10	臧×		√	沃×
21	刑×		√	22	俞×		√	沃×
8	张×		√	9	沈×		√	沃×
1	朱×		√	5	闫×		√	沃×
10	马×		√	2	王×		√	方×
15	谢×		√	11	夏×		√	胡×
6	陶×		√	19	姚×	√		陈×
3	王×		√	20	许×	√		陈×
5	陈×		√	10	王×		√	陈×
20	梁×		√	11	张×		√	郭×
12	张×		√	13	黄×	√		蔡×
7	王×		√	6	黄×		√	夏×

查检时间(When):2020 年 4 月 12—30 日
查检地点(Where):新生儿病区
查检内容(What):新生儿病区两种喂养流程下新生儿呕吐情况
查检方法(How):将 4 月 12—30 日新入院新生儿随机分为两组,观察两组新生儿住院期间有无喂奶后呕吐、呛奶发生
查检负责人(Who):夏×

对策三实施后，检查对策三实施效果：

(1)4 月 12—30 日，新入院新生儿 36 人，随机平均分为试验组和对照组。试验组呕吐新生儿 2 人，呕吐率为 11.11%；对照组呕吐新生儿 5 人，呕吐率为 27.78%(所有新生儿均排除颅内高压、先天性肥厚性幽门狭窄、先天性巨结肠、肠梗阻、肛门闭锁等疾病引起的呕吐)。

(2)奶液窒息发生率均为 0。

实施四：控制奶液温度

1.2020 年 4 月 13—19 日，小组成员参考《住院新生儿母乳喂养循证指南》[①]解读(见图附录 1-9)，病区内母乳的加热方法：使用温奶器，或在温水(≥37℃，<40℃)中加热，在失效模式调查期间，组员测试了现有温水浴温奶下的奶液温度下降趋势(见图附录 1-10)，得出奶量≤100mL 的奶液配置完成时，奶液温度为 39℃；配奶完成 30 分钟后，用 50℃和 60℃温水浴，室温下奶液温度均低于 37℃。根据工作实践，科室奶液配置好至喂入时间间隔，约 30%新生儿在 30 分钟后喂入，不符合适宜温度。经全体组员讨论，购置温奶器代替现有温奶措施。

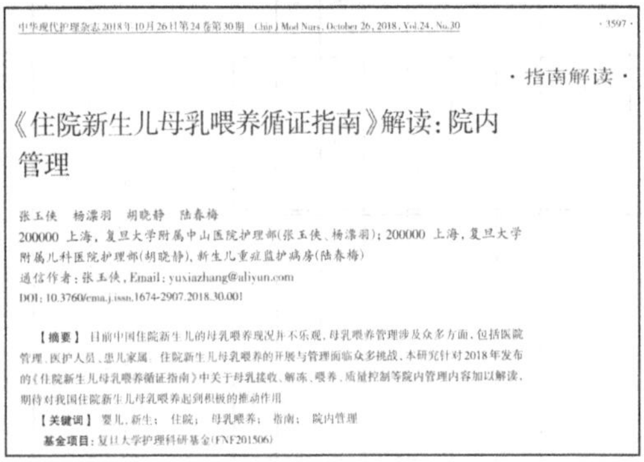

中华现代护理杂志2018年10月26日第24卷第30期 Chin J Mod Nurs, October 26, 2018, Vol.24, No.30 ·3597·

·指南解读·

《住院新生儿母乳喂养循证指南》解读：院内管理

张玉侠 杨漾羽 胡晓静 陆春梅

200000 上海，复旦大学附属中山医院护理部(张玉侠、杨漾羽)；200000 上海，复旦大学附属儿科医院护理部(胡晓静)，新生儿重症监护病房(陆春梅)

通信作者：张玉侠，Email：yuxiazhang@aliyun.com

DOI：10.3760/cma.j.issn.1674-2907.2018.30.001

【摘要】 目前中国住院新生儿的母乳喂养现况并不乐观，母乳喂养管理涉及众多方面，包括医院管理、医护人员、患儿家属。住院新生儿母乳喂养的开展与管理面临众多挑战，本研究针对2018年发布的《住院新生儿母乳喂养循证指南》中关于母乳接收、解冻、喂养、质量控制等院内管理内容加以解读，期待对我国住院新生儿母乳喂养起到积极的推动作用

【关键词】 婴儿，新生；住院；母乳喂养；指南；院内管理

基金项目：复旦大学护理科研基金(FNF201506)

图附录 1-9 参考指南

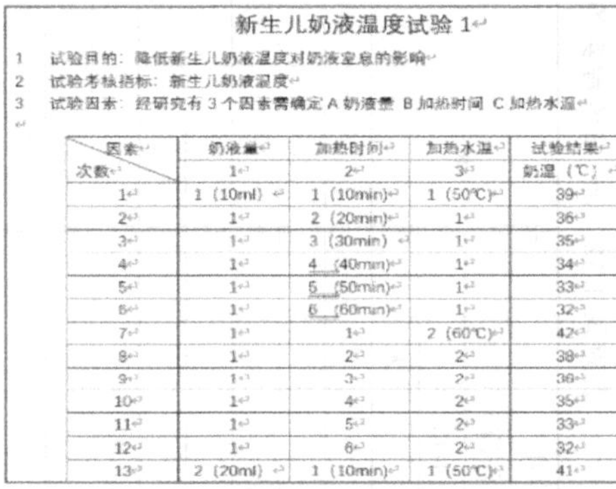

新生儿奶液温度试验 1

1 试验目的：降低新生儿奶液温度对奶液窒息的影响

2 试验考核指标：新生儿奶液温度

3 试验因素：经研究有 3 个因素需确定 A 奶液量 B 加热时间 C 加热水温

因素 / 次数	奶液量	加热时间	加热水温	试验结果
	1	2	3	奶温(℃)
1	1(10ml)	1(10min)	1(50℃)	39
2	1	2(20min)	1	36
3	1	3(30min)	1	35
4	1	4(40min)	1	34
5	1	5(50min)	1	33
6	1	6(60min)	1	32
7	1	1	2(60℃)	42
8	1	2	2	38
9	1	3	2	36
10	1	4	2	35
11	1	5	2	33
12	1	6	2	32
13	2(20ml)	1(10min)	1(50℃)	41

图附录 1-10 对策行动前奶温测试记录

2.4 月 20—23 日，购入温奶器后，测试温奶器性能：设置温奶器温度 40℃，将奶量 10～100mL(以 10mL 递增)、初始温度为 37.5℃的奶液放入，分别测量 10～60 分钟(以 10 分钟递增)的温度变化，测试得出奶液温度维持在 39～40℃，符合适宜温度，决定投入使用。

3.4 月 23—30 日，建立"新生儿病区温奶器水温监测查检表"，每班交接班时检查温奶器设定温度、显示温度及实际水温是否相符，以判定设备是否完好(见表附录 1-13)。

① 复旦大学儿科医院，2017 年 1 月。

对策四实施后，检查对策四实施结果：

(1)4 月 23—30 日，奶液配置完成至喂入间隔 2 小时内（院感要求，奶液配置完成有效时间为 2 小时），10～100mL 奶量奶液温度恒定在 37.5～40℃。

表附录 1-13　对策行动后奶温测试记录

日期	班次	温奶器设置温度（℃）	温奶器显示温度（℃）	实测水温（℃）	签名
4 月 23 日	日	40	40	39.5	夏×
	前	40	40	40	方×
	后	40	40	40	胡×
4 月 24 日	日	40	39	39	郭×
	前	40	40	40	沃×
	后	40	40	38.5	夏×
4 月 25 日	日	40	40	39	郭×
	前	40	40	40	胡×
	后	40	39	39.5	周×
4 月 26 日	日	40	40	38	朱×
	前	40	40	40	夏×
	后	40	40	39.5	陈×
4 月 27 日	日	40	40	40	朱×
	前	40	40	39	周×
	后	40	40	40	郭×
4 月 28 日	日	40	40	39.5	方×
	前	40	40	40	陈×
	后	40	40	40	蔡×
4 月 29 日	日	40	40	40	沃×
	前	40	38	37.5	郭×
	后	40	40	40	朱×
4 月 30 日	日	40	40	40	沃×
	前	40	40	39.5	蔡×
	后	40	40	39	方×

(2)温奶器性能持续监测，性能完好。

八、效果检查

(一)RPN 改善情况

对策完成后，于 2020 年 5 月对 RPN 大于 100 分的 5 项根本原因进行第 2 次 RPN 评定，以了解改善情形。失效模式 RPN 总分由 1088 分下降至 254 分，完成既定目标(见图附录 1-11 和表附录 1-14)。

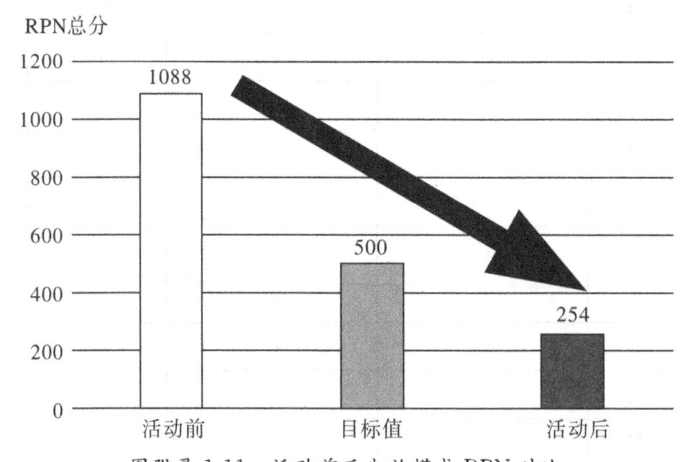

图附录 1-11　活动前后失效模式 RPN 对比

(制图人：黄×；制图日期：2020 年 5 月)

(二)新生儿奶液窒息高危因素——呕吐发生率

统计 2020 年 5 月出院新生儿 62 个，喂奶后发生呕吐 7 个，新生儿喂奶后呛咳、呕吐的发生率为 11.29%；对比活动前，呕吐发生率明显下降。

新生儿病区出院新生儿住院期间呕吐情况统计

查检时间(When)：2020 年 5 月 1—31 日

查检地点(Where)：新生儿病区

查检内容(What)：新生儿病区出院新生儿住院期间是否有呕吐情况

查检方法(How)：查看 5 月 1—31 日出院新生儿呕吐情况并登记(见表附录1-15和图附录1-12)

查检负责人(Who)：夏×

表附录 1-14　对策实施后 RPN 下降统计表

风险因素	过程功能要求	潜在失效模式	潜在失效影响	严重度	潜在原因	现行过程				RPN	措施结果			
						控制预防	发生度	控制检测	可检测度		严重度	发生度	可检测度	RPN
安抚性加奶	医嘱奶量合理，患儿吃奶后安静入睡，对哭吵的新生儿适量加奶，不呕吐，新生儿体重增长合理	奶量过多	①奶量过多，不耐受致呕吐；②呛奶窒息	10	护理评估不新生，新生儿哭吵，加奶安抚	护士床边综合能力培训，早产儿禁止加奶	9	护士床边综合能力考核及科室规定	4	360	10	3	2	60
奶液温度过低	奶液温度维持在37～40℃	奶液温度低于37℃	胃肠道反应，如恶心、呕吐、腹痛、腹胀、反流、腹泻等致体重不增	7	配奶至喂入时间间隔＞1小时	无	6	护理人员喂奶前用肤温测试奶液温度	4	168	7	1	2	14
未侧卧	新生儿喂奶后予以右侧卧位	新生儿喂奶后平卧	新生儿吐奶后误吸致奶液窒息	10	科室无新生儿喂奶后体位摆放相关规定	对有呕吐史的新生儿予以右侧卧位	9	护理人员巡查评估	2	180	10	4	2	80
床头抬高＜30°	新生儿喂奶后予以抬高床头 30°	新生头抬高，角度不正确	新生儿呕吐	5	科内未精确测量床头抬高角度	无	10	高职护理人员巡查评估	4	200	5	5	2	50
流程因素	新生儿喂养、护理流程制定合理，效果评价好	喂养流程制定不当	喂奶时呛咳概率增加	5	喂奶前更换尿布致患儿哭吵剧烈	无	9	高职护理人员梳理流程	4	180	5	5	2	50

表附录 1-15 出院新生儿住院期间呕吐情况查检表(部分)

(制表人:黄×;时间:2020 年 6 月)

序号	床号	姓名	住院号	新生儿是否发生呕吐	
				是	否
1	5	陈×			√
2	10	王×			√
3	12	张×			√
4	11	张×		√	
5	20	梁×			√
6	1	袁×			√
7	7	王×			√
8	17	石×			√
9	6	黄×			√
10	19	孔×			√
11	16	徐×		√	
12	13	黄×			√
13	1	鄢×			√
14	22	干×			√
15	21	宁×			√
16	15	杨×			√
17	3	许×			√

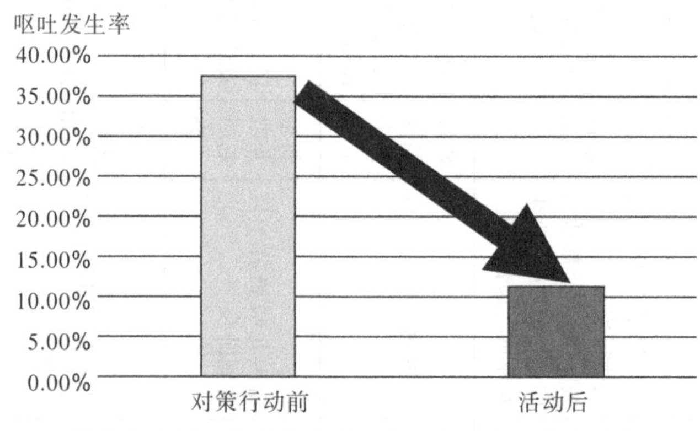

图附录 1-12 活动前后新生儿喂奶后呕吐情况对比

(制图人:黄×;时间:2020 年 6 月)

(二)奶液窒息发生率

检查小组活动期间新生儿奶液窒息发生率为 0。

(三)专利申请

申请实用新型专利 1 项——新生儿多功能体位安置辅助器。

九、制定巩固措施(表附录 1-16)

表附录 1-16　巩固措施汇总表

序号	有效措施	标准化形式	文件名称	实施日期
1	制定喂养规范,开展教育培训	新增制度	新增《新生儿喂养制度》	2020 年 7 月 1 日
2	制作直角三角海绵垫并投入使用;正确安置新生儿体位;建立巡查机制	修订制度	修订《新生儿室呕吐物吸入窒息预防制度》,新增第 2 条	2020 年 7 月 1 日
3	修改喂奶流程、喂奶后处理流程	修订流程	纳入《新生儿喂养制度》	2020 年 7 月 1 日

十、总结和下一步打算

(一)总　结

通过此次活动,小组运用科学的方法和管理工具,减少了住院新生儿发生奶液窒息的隐患,为就医新生儿提供了一个安全的医疗环境,同时也使小组成员团结合作意识及解决实际问题能力得到了不同程度的提高(见图附录1-13和表附录1-17)。小组并对本次 QC 活动开展检讨(见表附录 1-18)。

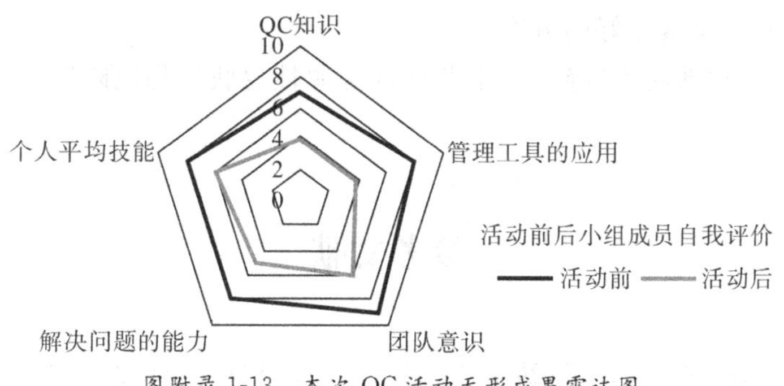

图附录 1-13　本次 QC 活动无形成果雷达图

表附录 1-17

时间	QC 知识	管理工具的应用	团队意识	解决问题的能力	个人平均技能
活动前	4	4	6	5	6
活动后	7	8	9	8	8

表附录 1-18　小组活动检讨表

检讨 活动项目	优点	改进方向
选择课题	以新生儿安全为目标，运用科学的方法和管理工具，有效地减少了住院新生儿发生奶液窒息的隐患	更早发现问题，新生儿护理工作的风险点可以更容易被检测到并改进
潜在故障模式和原因分析	运用流程图、关联图等管理工具找出潜在故障模式并进行原因分析，且进行了部分末端因素的现场检测	可更多地参加品管课程，以熟练选择和应用管理工具
潜在风险评估	运用 S、O、D 评估计算 RPN，列出优先采取行动的潜在失效模式，科学、可行、有效	可以深入学习品管工具，分析更严谨
对策实施	更新了新生儿喂养作业流程，规范喂养方法，以数份查检表实时检查对策实施效果	可将成果推广至产科及其他院区

（二）下一步打算

尽管新生儿病区奶液窒息风险显著降低，病区新生儿奶液窒息发生率为0，但是，对于双面光疗新生儿无法安置合理体位的风险因素，仍未找到有效对策，我们将继续探索更好的方案。

下一次活动课题为“降低新生儿病区医源性皮肤损伤风险”。

参考文献

吴兴龙，黄佳佳，谭娜，等. 婴幼儿 58 例死亡原因尸检病理和医疗纠纷原因分析[J]. 中华实用儿科临床杂志，2014，29(6)：431－435.

附录二 成果交流展示平台介绍

质量创新项目的五个基本特性——新颖性、实用性、知识性、顾客导向和有效性，分别用一句话来概括，就是具有独特性价值和及时性，具有可实现性和可用性，以系统化方式实现创意到创新的开发，响应利益相关者当前和未来的需求，提升技术、商业或社会责任方面的绩效。质量管理小组活动，无论是问题解决型或是课题达成型（创新型）项目，都可以参加各种国际性、区域性的成果展示来提升质量管理水平。参加各种年度赛事，旨在帮助团队：①就自己的项目获得专业评价；②与其他项目进行水平对比；③增加项目（特别是创新项目）的知名度，从而进一步帮助参赛单位提升竞争力。下面就一些主要竞赛/大会平台作简要介绍。

一、国际质量管理小组会议(ICQCC)

国际质量管理小组会议（International Convention on Quality Control Circles，ICQCC）始于20世纪70年代中期，由中国质量协会、新加坡生产力协会、日本科学技术联盟、韩国标准化协会等13个国家与地区行业标准化协会联合发起。作为质量管理小组活动的国际交流、竞赛盛会，ICQCC自1976年至今共举办了46届。第46届国际质量管理小组会议已于2021年11月24日至27日，在印度海得拉巴举行，会议主题为“质量理念促进社会和经济转型”。ICQCC被誉为质量界的“奥林匹克”，是质量管理领域参与人数多、涉及行业广并具有很强凝聚力的国际会议。

二、国际质量创新大赛

国际质量创新大赛最早于2007年在芬兰正式举办，是质量创新领域最权威、最具影响力的国际性活动。该大赛由芬兰质量协会与各国质量组织共同举办，目前有中国、芬兰、俄罗斯、瑞典、印度、以色列等19个国家参与。中国质量协会代表中国参与国际质量创新大赛项目的推荐和评审。

三、国际医疗品质大会

国际医疗品质大会由国际卫生保健质量学会(International Society for Quality in Health Care,ISQua)主办,是全球医疗界的顶级盛会之一,旨在通过国际合作与协作促进卫生保健的质量与安全。ISQua成立于1985年,是一个以会员为基础的非营利性组织,其成员遍布6大洲共70多个国家。国际医疗品质大会往往以创新的视角、思维和举措,全面探讨医院管理如何适应全球新形势下的挑战,以及如何促进医疗质量的提升等热点问题。

四、中国质量协会质量技术奖

经科技部国家科学技术奖励工作办公室批准,中国质量协会于2005年正式设立了"中国质量协会质量技术奖",以表彰在质量技术领域中做出突出贡献的单位或个人。质量技术奖分四个等级,包括一等奖、二等奖、优秀奖。为促进先进质量技术的推广,优秀奖中还设立优秀六西格玛项目、精益管理优秀项目、质量功能展开优秀项目、可靠性优秀项目。质量技术奖每年评审一次。质量技术奖奖励范围包括质量技术发明成果、质量技术创新成果、质量技术应用研究成果、先进质量技术的推广应用成果。

五、亚洲质量功能展开与创新研讨会

亚洲质量功能展开与创新研讨会(Asia Quality Function Deployment Association,ASQFD)旨在推动质量功能展开(QFD)和系统化创新理论与方法在亚洲的实践和发展,加强亚洲各国家和地区之间在质量与创新领域的交流和应用合作。目前,ASQFD已成功举办六届,成为世界最大规模的QFD交流平台。

中国质量功能展开与创新案例大赛进一步为全国QFD和多维质量管理工具的应用提供交流平台。2016年开始与亚洲质量功能展开协会(AQFDA)合作、2018年开始与中国医院品质管理联盟合作每年一届在浙江大学举办,与亚洲质量功能展开创新研讨会同期举行。

六、全国医院品管圈大赛

全国医院品管圈大赛由中国医院品质管理联盟主办。中国医院品质管理联盟(原名中国医院品管圈联盟)由清华大学医院管理研究院于2013年11月15日发起成立,是由卫生行政部门、各级各类医疗机构以及高校研究机构等自愿组成的全国性、非营利性的群众性专业学术组织。自2013年开始，中国医院品质管理联盟每年定期举办全国性的品管圈大赛，目前已举办八届大赛，第一届至第七届分别在北京、上海、深圳、成都、长春、青岛和郑州举行，第八届、第九届全国医院品管圈大赛受疫情影响而改为线上线下综合评审。近年来，参赛规模空前，质量工具的运用日趋多元化。2018年4月，中国医院品质管理联盟联合国际医疗品质协会(ISQua)、清华大学医院管理研究院与健康界传媒在海南博鳌共同举办了首届国际医疗质量与安全高峰论坛暨QCC大赛。2021年9月，中国医院品质管理联盟又与亚洲质量功能展开协会(AQFDA)、浙江大学质量管理研究中心在杭州共同举办了第六届亚洲质量功能展开与创新研讨会暨中国质量奖交流会，都取得了巨大成功，助力中国式医疗品质管理模式走向世界。

七、全国优秀质量管理小组奖

质量管理小组(简称QC小组)是指在生产或工作岗位上从事各种劳动的职工，围绕企业经营战略、方针目标和现场存在的问题，以改进质量、减低消耗、提高人员素质和经济效益为目的，运用质量管理的理论和方法开展活动的小组。QC小组活动是企事业员工的自觉行为，是实现全员参与质量改进和创新的有效形式。

中国质量协会、中华全国总工会、中华全国妇女联合会和中国科学技术协会每年年初联合会签发《关于召开全国质量管理小组代表会议的通知》，明确活动主题、全国优秀质量管理小组、推荐条件。活动评审依据《质量管理小组活动准则》(T/CAQ 10201—2020)团体标准附录B质量管理小组活动评审表，通过层层的发布、评审以及推荐，最终经审定批准的QC小组由中国质量协会、中华全国总工会、中华全国妇女联合会、中国科学技术协会等单位联合授予本年度“全国优秀质量管理小组”荣誉称号。QC小组等级可分为四级，即全国优秀QC小组、省/行业级优秀QC小组、省/行业厅局优秀QC小组、公司级优秀QC小组。

八、泛长三角医院多维管理工具应用大赛

泛长三角医院多维管理工具应用大赛由浙江长三角健康科技研究院、浙江大学健康产业创新研究中心联合主办，是全国性的综合质量管理工具应用优秀案例比赛。参赛项目应围绕医疗健康服务改进与创新、发展医疗健康事业、保障医疗服务安全、促进民众健康等主题，不限专业领域。项目成果与质量改进及创新活动实际情况相符，突出实施QCC、FMEA、QFD、5S、RCA、六西格玛、

精益管理、DRGs 绩效评价、单病种管理、临床路径等方法在管理过程中的作用，不限质量管理工具种类。该赛事目前已举办四届，充分运用新理念、新技术，共同探讨创新质量管理方法在医疗领域的应用，深受医务工作者和管理者喜欢。

九、全国医院品质管理(QC 小组/品管圈)成果展示暨交流会

中国医院质量管理小组大赛由中国医药质量管理协会(China Quality Association for Pharmaceuticals,CQAP)主办。中国医药质量管理协会于 1989 年经民政部批准成立，是公益性的国家一级社团组织，全国医药行业质量管理的专业性社会团体。30 多年来，CQAP 一直在为推动医药质量与管理事业的健康发展而坚持不懈地努力。CQAP 是全国致力于医药质量管理事业的人士自愿参加的群众性科学技术团体，是政府部门联系医药企业的桥梁和纽带，是发展医药质量管理事业的助手。CQAP 在已有 QC 管理小组大赛的基础上独立医院板块，开展医院系统的“中国医院质量管理小组大赛”活动，并计划开展南方赛区、北方赛区、西南赛区、东北赛区以及年终总决赛的赛制。

十、健康界

(一)中国医院管理奖

2017 年，在中国管理科学学会、中国管理科学学会医疗健康管理专业委员会指导下，由健康界主办，发起中国医院管理案例评选，并确定评选宗旨为“寻找最佳医疗实践”；2020 年，全面升级为中国医院管理奖(China Hospital Management Award,CHMA)。

(二)“进一步改善医疗服务行动计划”全国医院擂台赛

根据原卫生与计划生育委员会、国家中医药管理局印发的《2018－2020 年进一步改善医疗服务行动计划》(国卫医发〔2017〕73 号)文件精神，在全国范围内举办“改善医疗服务行动计划——全国医院擂台赛”，目前已举办四届。

表附录 2-1 优秀成果交流展示平台一览表

序号	展示平台	主办单位	特点	适宜人群	举办时间
1	国际质量管理小组会议(ICQCC)	13个国家与地区行业标准化协会联合发起	人数多、行业广	各国推荐的优秀QC小组	每年一届
2	国际质量创新大赛	芬兰质量协会与各国质量组织共同举办	质量创新	各国推荐	不定期
3	国际医疗品质大会	国际卫生保健质量学会(ISQua)主办	卫生保健的质量与安全	各国推荐	不定期
4	中国质量协会质量技术奖	中国质量协会	质量技术领域的至高荣誉	质量技术领域中做出突出贡献的单位或个人	每年评审一次
5	亚洲质量功能展开与创新研讨会	浙江大学管理学院、中国医院品质管理联盟	QFD/QC/QCC	企事业单位	每年一届，9—10月份
6	全国医院品管圈大赛	中国医院品质管理联盟、清华大学医院管理研究院	QCC	医疗卫生、管理工作者	每年一届，11月份
7	全国优秀质量管理小组奖	中国质量协会、中华全国总工会、中华全国妇女联合会和中国科学技术协会	QC小组	各企业QC小组(鼓励国有企业、民营企业以及中小微型企业参加)	每年一届，7—8月份
8	泛长三角医院多维管理工具应用大赛	浙江长三角健康科技研究院、浙江大学健康产业创新研究中心	多维管理工具应用优秀案例	医疗卫生、管理工作者	每年一届，10—11月份
9	全国医院品质管理(QC小组/品管圈)成果展示暨交流会	中国医药质量管理协会(CQAP)	QCC和QC案例	医药行业	每年一届，7—8月份
10	健康界	健康界传媒	管理类案例	医疗卫生、管理工作者	下半年